陪著ADHD的孩子一起成長

寫給過動兒父母的心理指南

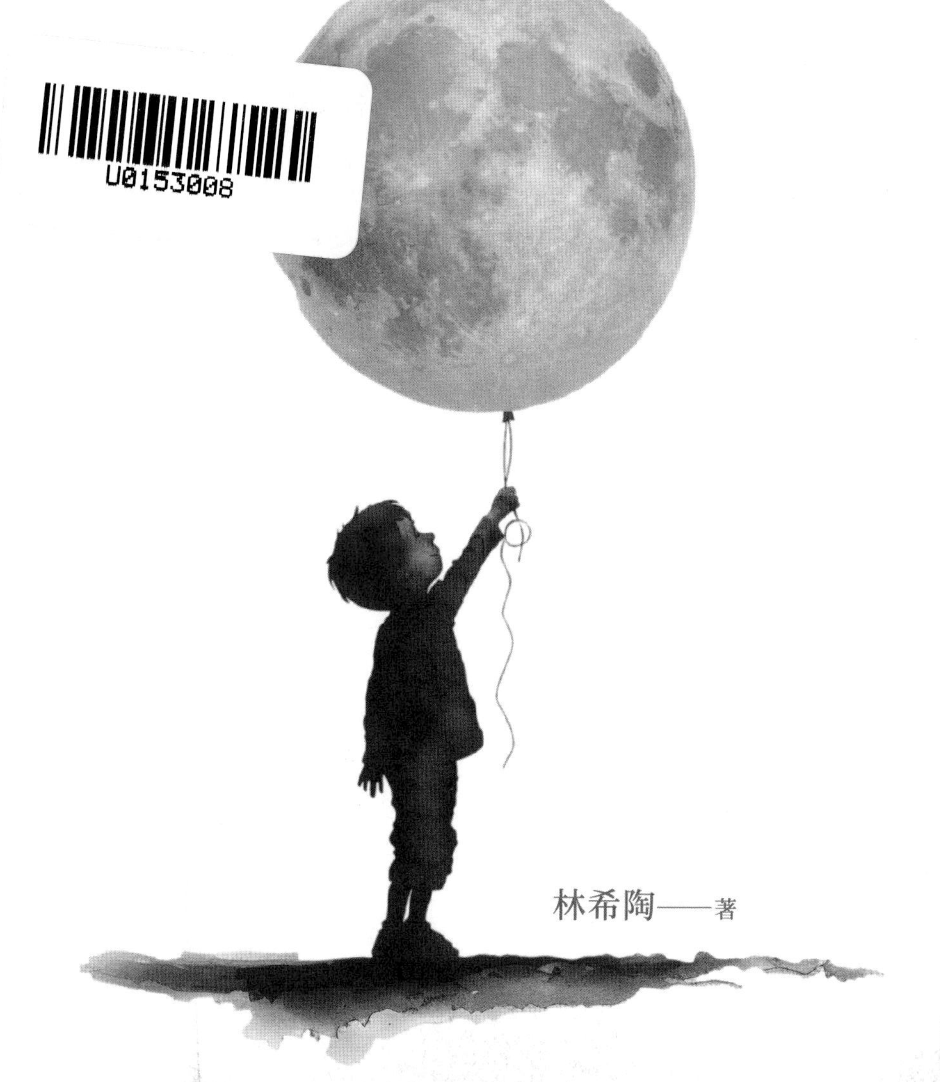

林希陶——著

目錄

推薦序：希望戰勝絕望，陶冶分心人生／許正典……007
前言：放下指責，勇於面對……011

Chapter 1

剖析ADHD

故事1 難道小孩不能活潑好動嗎？……016
正常發展與偏差行爲……020
什麼是ADHD？……022
故事2 ADHD合併ASD的臨床圖像……040
如何診斷ADHD？醫療人員的思考過程爲何？……042
ADHD的小孩何時需要尋求專業協助？……050
尋求專業協助，醫療協助是重要的一環……054
醫師對於個案的問診重點……059
臨床心理師爲何要進行心理衡鑑？……063

心理衡鑑前個案與家長該有的準備……068
ADHD個案的用藥準則……073
ADHD有沒有過度診斷？藥物是否過度浮濫使用？……078

Chapter 2

過動兒的治療

故事3 ADHD可以嚴重到什麼程度？……086
哪些藥物可用於治療ADHD……089
ADHD的非藥物療法……095
如何設定ADHD的治療目標……099
ADHD的行爲治療準則……102
懲罰和飲食控制可以改善ADHD嗎？……114
治療的力量——ADHD治療個案解說……120

Chapter 3

對ADHD有幫助的小技巧

故事4 小美媽的憂慮⋯⋯126
找到適合自己的小技巧⋯⋯128
ADHD的靜心練習與衝動控制訓練⋯⋯131
ADHD在生活中可能遇到的困擾與解決之道⋯⋯135
ADHD如何在生活中學習鼓勵、傾聽與同理心⋯⋯148
故事5 從混亂到穩定⋯⋯155

Chapter 4

幫助過動兒，家庭學校雙管齊下

養育過動兒六大基本原則⋯⋯158
家長如何面對及要求ADHD小孩⋯⋯162
如何讓過動兒順利融入校園生活⋯⋯165

Chapter 5

關於ADHD的九大迷思

迷思一：ADHD長大自然會好……174
迷思二：ADHD看一次醫生就會痊癒……176
迷思三：一個醫生看不好，多看幾個比較快好？……178
迷思四：想尋找單一有效的方法治療ADHD……180
迷思五：吃營養食品有助緩解ADHD……182
故事6 找法師化解還是去看醫生……184
迷思六：求助民俗療法改善ADHD……186
迷思七：互相推諉，亂找戰犯……188
迷思八：以偏概全，媒體網紅對ADHD的誤解與偏見……190
迷思九：手機是導致ADHD的元兇……192

結語：一塊理解ＡＤＨＤ的敲門磚……………… 195
附錄……………… 197
附錄A-1：ＡＤＨＤ的早期歷史
附錄A-2：「盛行率」之相關研究
附錄A-3：什麼是科學證據？
附錄Ｂ：「基因」之相關研究
附錄Ｃ：「有毒物質」之相關研究
附錄Ｄ：「哪些藥物可用於治療ＡＤＨＤ」之相關研究
附錄Ｅ：「透過自然觀察法看藥物對ＡＤＨＤ症狀的影響」之相關研究
附錄Ｆ：「ＡＤＨＤ藥物的副作用」之相關研究
附錄Ｇ：「興奮劑濫用與轉移」之相關研究
附錄Ｈ：「ＡＤＨＤ的非藥物療法」之相關研究

推薦序

希望戰勝絕望，陶冶分心人生

許正典醫師
臺安醫院心智科暨景美醫院精神科主任
台灣專注力研究學會常務理事暨國立陽明交通大學兼任副教授

注意力不足／過動症（注意力失調症）（ADHD）是一種神經發展障礙症（NeuroDevelopment Disorder），以持續注意力不集中、過動和衝動症狀為特徵。患童們多有注意力不集中（分心）的症狀而其他人大多有過動和衝動的症狀。有些孩子同時有這兩種症狀。症狀從童年開始，可能會干擾日常生活，影響社會關係以及學校或工作表現。注意力失調症在兒童和青少年中是眾所周知的，但許多成年人也患有這種疾病。

根據美國醫學會的說法，注意力不足過動症（ADHD）是「醫學上研究得最透徹的疾病之一，其有效性的總體數據比大多數精神疾病甚至許多醫療狀況更具說服力」。診斷是根據可靠的臨床標準建立的，該標準要求持續的注意力不集中和／或過動衝動模式，必須是適應不良且與兒童的發育年齡不一致。這些症狀應導致臨床上顯著的社交、學業或職業功能損害。這些症狀必須在不只一種情況下經常出現，並且必須持續至少六個月。此外，只有在七歲之前至少出現一些行為症狀時才能做出診斷。因此，精神心智科診斷會談與兒童心理臨床技能對於建立準確的診斷至關重要，因為分心過動症症狀必須與正常發展區分開來，並且必須排除其他原因及確定合併症。

希陶資深兒童臨床心理師在本書鉅細靡遺描述ADHD的前世今生，更旁徵博引整理多篇醫學科學論文實證處遇發展療育趨勢。超過二百項隨機對照試驗評估了ADHD的精神藥理、心理家庭和行為療法。藥物治療可顯著改善主要症狀，是學齡兒童、青少年和成人的首選治療方法。儘管藥物在減輕

ＡＤＨＤ症狀方面具有強大的能力，但越來越多綜合方法與多模式處遇措施針對相關病症，例如學業困難、家庭功能障礙、挫折心理情緒和共病行為障礙。確定目標結果以制定最佳治療計劃非常重要。對於大多數患童來說，需要不同類型和強度的心理介入措施，個人的需求決定了醫療專業團隊參與治療以及應該使用相應技術。

我與希陶認識近二十年，在兒青心智與孩童心理醫療領域上，我們能一起堅持共同協助個案與家長們正確理解進而面對ＡＤＨＤ疾病，更樂見他這本嘔心泣血大著《陪著ＡＤＨＤ的孩子一起成長》幫助處在焦頭爛額教養中的家長們，從書中領略知識調整觀念慢慢面對，也能平心靜氣地好好思考，找出合適於自己與小孩脫離負向指責的困境，邁入正向提升的親子相處優質氣氛，逆轉孩子和我們的過動生活分心人生。

前言
放下指責，勇於面對

想寫一本關於注意力不足過動症（Attention-Deficit / Hyperactivity Disorder；以下皆簡稱ADHD）的簡易書籍在我心中醞釀已久。主要是我從學習當一個臨床心理師以來，幾乎每天都會遇到過動或注意力不集中的小孩。這個族群占兒童心智疾病的最大宗，在學齡期兒童中，大約有百分之三至五可能會被診斷為ADHD。換算下來，一個小學班級若大約三十人，就會有一到兩人有過動方面的問題。這也是為何家長與學校老師很難招架的原因。我們每天在心理衡鑑與心理治療的時刻，總是面對一群不知所措的家長，像熱窩上的螞蟻一般，想要醫療人員立刻解決小孩的問題。

近來，由於部分家長與宗教團體勢力抬頭，甚至結合立法委員，強行舉辦記者會或是披著偽科學外衣的演講會，大力抨擊ADHD並不存在。這樣的作法，老實說根本無助於深受過動困擾的孩子與家長們。視而不見，聽而不聞，並不是治療的最佳良方，只會讓小孩的身心狀況加劇，不利於日常生活與教育學習。

但是ADHD既然被劃為心理疾病方面的問題，就不是一時半刻可以立刻解決的。這不是流感，也不是流鼻涕，可以開立所謂的特效藥就能馬上見效。大部分的心理疾病要逐漸穩定康復都是漫長的過程，肯定會有一段與疾病共處的時間，短則三、五年，長則需要一輩子的時間與之共存。每個人面對這個疾病，所要花費的時間、精力都不同，無法一概而論。這是我們面對心理疾病時，首先需具備的基礎概念，我們不需要盲目恐慌，也不需要互相指責。我們需要的是心平氣和的慢慢面對，平心靜氣地好好思考，找出合適於自己與小孩的方法，才能逐漸撥雲見日、豁然開朗。

本書的編排方式，主要是以家長為出發點，來澄清ADHD各種疑問，並簡單介紹相關的醫學、心理學知識，盡量使用淺顯易懂的文字或例子，讓一般民眾皆可理解。希望此書能對深處水深火熱的家長們，有一點小小的助益，脫離負向指責的困境，邁入正向提升的氣氛之中。

CHAPTER 1

剖析ADHD

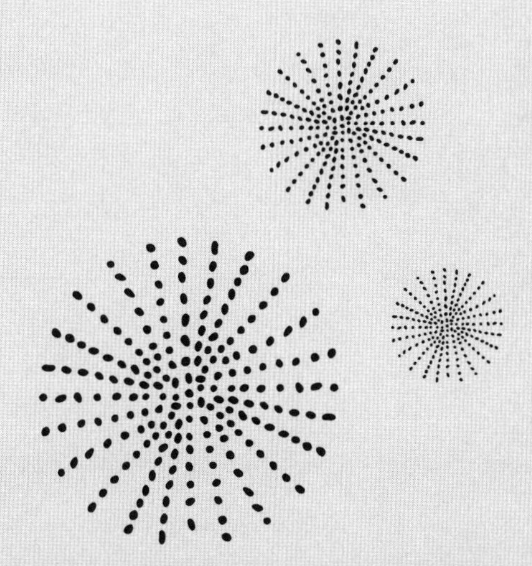

故事 1

難道小孩不能活潑好動嗎？

小強爸爸難掩困窘地接到一通電話，幼兒園老師在中午休息時間突然打電話過來，表示小強在學校又闖禍了。這已經不知道是家裡第幾次接到老師的電話，這次因為聯絡不上媽媽，所以轉而聯絡爸爸，希望爸爸儘快到校處理。

這次小強在上課時，趁著老師不注意，突然拿著東西丟向玻璃，好險玻璃附近沒有學生，不然傷到其他同學的話，可能後續有道不完的歉，甚至還要賠錢都有可能。

幼兒園老師講完小強在學校發生的事，開始關心是否考慮到兒童心智科就診。老師一一細數小強的問題，包括坐不住、容易分心，很容易就生氣，希望爸爸帶去鑑定。但小強爸爸連忙說明，太太跟自己都很贊成去醫院評估，以確定孩子到底是什麼問題。但是並不是不去，而是打電話去詢問，大醫院都要排幾乎一年左右，好不容易問到一家自費的診所，也要排大半年，到現在還在等待。我們家長其實是更急的，並不是不解決這個問題……

另外，小強爸爸表示，小強在家裡還在可以控制的範圍，雖然有時很亂沒錯，但大體上還算可以，請他做什麼事也都會做。自己小時候在外面也很野，活動量很大，也常常奔來跑去，那時候雖然常常被老師教訓，但那時也沒人說要去看心智科，長大以後也比較好了。小強爸覺得小強還有進步空間，但到底這樣是不是不正常，是不是還有討論的空間……

（小強父親的疑問，在以下這個篇章中會好好討論，這是所有家長共有的疑問，難道小孩稍微活潑好動一點，就需要被歸類為過動兒？）

正常發展與偏差行為

討論單一心理疾病之前，必須先釐清兩件事，一為小孩處於哪一個發展階段，一為偏差行為的定義。

什麼是正常發展

我們接觸到每一個個案時，都要先確認個案的年紀（實歲而非虛歲）。老一輩的阿公阿嬤們，算出來的歲數經常都會大上許多，有時不只是生肖與虛歲問題，而是亂算一通並且自動四捨五入。坦白說這樣會造成極大的混亂，他們所說的三、四歲，實際上可能只有兩歲，甚至可能只有一歲半而已。

因此我們拿到個案資料，首要工作就是先認真算算這個孩子到底幾歲幾個月。有了年齡，一切都好辦。像是一個兩歲的小孩，我們不會貿然就說對方有哪一種心理疾病，因為這麼小的孩子，幾乎什麼問題都存在，像是不專心、沒耐心、固執己見、不太理人、看到東西就爭搶等等。在這種半獸人的狀態之下，你說這樣的小孩有什麼樣的心理疾病是毫無意義的。因為在正常發展之下，兩歲的孩子認知能力一定受限，注意力肯定短暫，每天都在滿足最基本的生理需求，餓了就吃，飽了就睡，睡完就玩。對於外人不是毫無戒心，就是過度害羞。所以，我們專業人員都要具備最基本的發展概念，幾歲的孩子可以辦到什麼、不能辦到什麼。家長眼中的特殊狀態，到底是多數同年齡的孩子都辦不到？還是真的落後許多？有了真實年紀的資料，才有資格進一步說話與討論。不然，您看看網路上各種爆料、做夢夢到、朋友的小孩，討論到後來很難聚焦也是如此，沒有真實的年紀，一切都是空口說白話。

正常發展的基本判準就是發展心理學。這裡不是真的請各位讀者去找一本原文書來看，而是找市面上已經有的、寫給一般大眾看的發展心理學書籍，如

《你的零歲孩子》、《你的一歲孩子》這一類的書籍。最好是單純說明每一個年齡階段，其身體、認知、情緒狀態會進展到什麼程度，如果出現什麼狀況可能是有什麼問題，如何簡單自我觀察或排除。但個人比較不推薦以精神分析為理論基礎的發展心理學，大家都聽過佛洛伊德三句話不離性，以此為觀點的書籍也常常會落入此窠臼之中。很多小孩子行為用正常科學觀點解釋即可，倒不用事事都牽扯到性不可。心理分析師的詮釋手法，在心理治療的脈絡之下來談才有意義，而不是隨意解釋萬事萬物都出自於性。

所謂偏差行爲

有了對發展心理學最初淺的認識，接著要談的是偏差行為（abnormal behavior）的定義。從英文的字義上來看，ab在拉丁文中有離開、遠離的意思。因此以ab為字首的單字，都與後面的字根相反的意思。use是使用，abuse

就變成濫用；sent是出現，absent就變成缺席；normal是正常，abnormal就變成不正常（或者叫做反常、偏差都可以）。

那要怎麼定義偏差行為、不正常行為，從以前到現在就是個非常棘手的問題。因為總是要劃下一些界線，才能知道哪些特殊的行為屬於要注意的範疇，而其他就只能算是偏好、癖好、特殊興趣，不算是疾病的範圍。

這些界線的劃定，並不是醫療人員隨意決定的，而是經過漫長的科學研究之後，才在專業社群中形成共識。這些共識，反覆地在每一本教科書出現，大家對於偏差行為的定義已經趨向一致。偏差行為共有的五個特性是：統計上是稀少的、違反常模、造成個人痛苦、行為失能、無法預期。這五個特性ADHD都具備，在最新版的DSM-5（註1-1）也還存在，代表在科學研究上，它一直是恆久存在的，並沒有因為時間流逝就消失。

什麼是ADHD？

最新的DSM-5中，注意力不足過動症之診斷準則與先前DSM-IV幾乎相同（註1-2）。在一些很微小的細節上做修正，運用在臨床上，判斷應該不會有什麼太大改變。跟其他常見的兒童心理疾病比較起來，這種變化根本微不足道。這樣的結果告訴我們，ADHD的診斷已經很穩定了，敏感度與特異性已經高得嚇人，調整的空間非常有限（註1-3）。

微小變動只在一些小地方，一個是症狀出現的時間點不再限定於七歲以前，而是改訂成十二歲之前。這與臨床觀察相符，很多小孩在幼稚園時期，不一定會被學校老師發現。但進了小學之後，因規範變強，限制變多，個案在規矩多的地方無法久坐，很容易就被標定出來。這樣的放寬無疑更貼近現實。

另一個是針對成人及青少年是否符合診斷做了更多說明：十七歲以後的成

年人，符合過動與分心的症狀的數目降低成五個就行（在兒童時期是要六個以上才算數）。此種界定也與現況相符，因為成年人的ADHD患者，很難回想起小時候的事情，尤其是七歲以前的事。如果個案父母未陪同就醫，這樣的資訊根本無從得知。此外，依照現行研究的結果，成年之後，部分過動的狀況會因為大腦適當發育而隱藏起來。但不專心的症狀仍舊持續，對於枯燥乏味之事仍無法維持其注意力。

ADHD的證據能力如何？

家長關心的另一個重點，就是有無證據可以證實ADHD。在二〇二一年，世界過動症聯合會發表了共識聲明，這份文件集合了全球六大洲、二十七個國家、八十位專家共同聯名背書，從過去二十年的研究中，找到了兩百零八項證據，確認ADHD確實真實存在。這種整合性回顧文章，絕對是指標性文章。所有相關的醫療人員都應該親自念過一輪，就可以知道世界現在發展到什麼樣子。（相關研究請見附錄A-1、A-2、B至H。）

有了這個堅實的科學證據，已經可以好好說明ADHD絕對不是想像出來的疾病，也不是老師、家長不好好教小孩而瞎掰出來的疾病。DSM-5書中所引述的資料來源，出處都與這篇相同，相關文獻也都被羅列在這裡。

如果一口氣寫下兩百零八項研究結果，相信大家看了都會昏昏欲睡、頭昏腦脹。我們在這裡先簡短摘要這些證據有哪些大類別，大家就可以知道這樣的文章值不值得回去念個三遍。

從上述這些研究結果可以知道，ADHD在不同文化的兒童，其盛行率大約百分之五；成人大約是百分之二．五。在台灣可以考慮的另一個資料，是先前高淑芬醫師所做的台灣兒童精神流行病學的結果，認為ADHD的終生加權盛行率為百分之十．五。（相關研究請見附錄A-2）

以小孩而言，若根據全民健康保險資料庫分析，台灣的ADHD終生盛行

表1-1　ADHD研究結果摘要（取自Faraone et al., 2021）

發現	項目
從1775年開始，ADHD相關症狀在醫療文獻中已有描述。	1～13
有執照的醫療人員做出ADHD的診斷時，其定義是清楚、有效、可適用於所有年齡層。	14～19
ADHD在男性中較常見。ADHD的盛行率在兒童青少年為5.9%，在成年人為2.5%。此研究結果是從歐洲、斯堪地那維亞半島（挪威瑞典）、澳洲、亞洲、中東、南美洲、北美洲等地做出來的。	20～25
ADHD很少由單一的遺傳或環境風險因素所引起，每一種遺傳和環境風險的影響都很小。大多數的ADHD是由多種因素共同作用所導致。	26～62
ADHD的個案經常在神經心理測驗上有受損。但這些測驗不能單獨用於診斷ADHD。	63～70
神經影像的研究發現，ADHD的大腦結構與一般人確實有細微的不同。但這些小差異不能用於診斷ADHD。	71～77
ADHD的個案，其患有肥胖、氣喘、過敏、糖尿病、高血壓、睡眠問題、牛皮癬、癲癇、性病、眼睛異常、免疫疾病、代謝疾病的風險較高。	78～100

發現	項目
ADHD的個案，其生活品質低下，物質相關障礙症、意外傷害、學業成績不佳、失業、賭博、少女懷孕、社交困難、犯罪、自殺、英年早逝的風險較高。	101～136
每年ADHD讓全球經濟損失數千億美元。	137～147
世界各地的監管機構從隨機對照的臨床研究中得知，藥物可安全、有效地減輕ADHD的症狀。	148～157
ADHD藥物治療可減少意外傷害、創傷性腦傷、物質濫用、吸菸、學業成績不佳、骨折、性病、憂鬱、自殺、犯罪活動、少女懷孕。	158～177
ADHD藥物的副作用通常是輕微的，也可以透過改變劑量或藥物來解決。	178～188
治療ADHD之興奮劑藥物比非興奮劑藥物更有效果，但也更有可能被轉移（轉賣）、誤用、濫用。	189～194
ADHD的非藥物治療不如藥物治療有效，但通常有助於優化用藥後仍然存在的問題。	195～208

率為百分之二・四。將以上兩者與健保資料庫相較，都發現一個最簡單的事實，就是有問題的兒童，其就醫比率還是太低。

需要特別注意的是，上述的結論已經提到ADHD並非由單一的遺傳或環境風險所造成。因此，千萬不要再相信「○○物質就會導致ADHD」這種沒有實質證據的話。我知道在台灣恐嚇式行銷非常有市場，信眾也很多。很多披著專業外衣號稱是專業人士的人，總是會說些沒有任何依據的話，推銷一些莫名的恐懼感。他們經常喜歡推行無腦言論，如「吃越多糖會越導致ADHD」。有些人也不明就裡，就跟著瞎起鬨，根本就不知道自己到底是在說什麼。我這裡還是必須鄭重的聲明，**「吃糖並不會增加罹患ADHD的風險」**。

另外，神經心理測驗或神經影像結果，都不能單獨拿來診斷ADHD。先前曾有一位丹尼爾・亞曼醫師（Daniel G. Amen），就聲稱可使用單光子腦部斷層造影（SPECT）就可以診斷ADHD，這是非常不負責任的說法，最好不要輕易相信。他所寫的書《注意！你可能患了注意力缺失症！全新策略療癒六型》已翻譯成中文版，曾在ADHD的家長中捲起一陣旋風，一些父母們甚至跑來醫院要求比照書中所說去做，殊不知這根本不是臨床常規，只能當成江湖郎中的特殊偏方。

最後，藥物確實是治療ADHD重要的一環，但絕非唯一。其他心理治療的輔助有其必要，藥物雖然讓個案暫時穩定下來，但平靜下來之後，還是需要許多策略協助，適當的行為治療、認知治療、認知行為治療都是必須的，個案學到的方法才能幫助自己在穩定的情況下更進一步。合宜的藥物與心理治療同時並進，才能讓孩子們恰如其分的表現，發揮自身擁有的潛能。

關於ADHD的診斷

對於精神疾病最多的批評，在於精神疾病的診斷過於主觀，常常透過會談就決定診斷為何，沒有確定的生物學指標。當然，對於ADHD的批評也是如此。但這種批評是沒有根據的。

美國精神科醫師羅賓斯和古澤（Robins, E. & Guze, S.B.）在一九七〇年就已經建立有效的精神疾病診斷需要具備哪些要素：

1. 清晰的臨床描述：不是只有症狀說明而已，而是可以描繪出可能臨床特徵，包含種族、性別、好發年齡、觸發因子等等。

2. 實驗室研究：實驗室研究包含化學、生理學、放射學及解剖學上的發現。心理測驗如果是可靠且可重複，可視為是實驗室研究。實驗室檢查結果通常比臨床描述更可靠、更正確、且可重複。如果缺乏實驗室的定義，它們的價值通常被減到最低。目前精神疾病的困難點在於，一致、可靠的實驗室結果尚未被證實（註1-4）。

3. 與其他疾病有區隔：相似的臨床特徵和實驗室研究結果可能會出現在不同的疾病中，因此必須要有排除條款。這些排除條款可排除邊緣個案及可疑個案（未診斷者），排除完之後，分到同一組疾病的個案，其同質性應該是較高的。

4. 追蹤研究：追蹤研究的目的，是為了確認被分在同一種疾病的個案，經過一段時間之後，仍在同一種疾病類別之中。同一種疾病，其病因、發病機制、復原、預後應為相同。但精神疾病的挑戰也在這裡，很多常見的精神疾病，其預後有多種，有的順利康復，有的起起伏伏，有的變成慢性化。

5. 家族研究：家族研究可確認同一種疾病遺傳狀況，越親近的親戚，其得到同一種疾病的機率也越大。從家族的研究中，藉由遺傳、家庭互動、智力、教育程度、社會學因子等，可確認病因及發病機制。

而ADHD確定符合上述有效的精神疾病診斷要素，因為經過訓練的專業人員在各種環境和文化之下，使用定義明確的診斷準則，達成一致的標準。再者，此診斷準則有助於預測個案可能有其他問題（如，學習有困難）；也可預測個案未來結果（如，未來藥物濫用的風險）；還可預測治療後之狀況（如，藥物和心理治療）。另外，此疾病在遺傳學與影像學上也發現共同的特徵。最後，專業的協會如APA、WHO已經批准並發布了ADHD的診斷指南。

ADHD診斷的主要特點如下：

◎**診斷要求：**1、個案的過動衝動行為、注意力缺失與其年齡不相稱，此症狀至少已經持續六個月。2、症狀是跨情境發生，如家庭與學校都同時出現。3、症狀導致生活上的困難與障礙。4、部分症狀首次發生在兒童早期至中期（兒童早期是指出生至八歲，兒童中期是指六到十二歲）。5、沒有更好的疾病可以更好地解釋此症狀。

◎**ADHD的臨床表現：**主要可以描述為注意力不足、過動、衝動。後設分析指出注意力不集中與學業上失敗、低自尊、負向的職業結果（這裡是指因從事之職業，導致心理壓力、離職、整體生活滿意度下降等等）、較差的整體適應性功能密切相關。過動、衝動症狀與同儕拒絕、攻擊性、危險駕駛行為、意外傷害相關。

◎**ADHD會損害高智商者的功能**，因此高智商也可診斷此疾病。從超過五千七百名兒童的世代研究發現，在智能高、中、低的族群中，皆會出現ADHD之診斷。其出現學習障礙、精神障礙、藥物濫用、興奮劑治療之比率並無顯著差異。

◎**童年罹患ADHD長大後仍受影響**：許多青少年或成年前期的個案，在兒童時期曾罹患ADHD。他們仍深受此疾病之影響，雖然長大後的表現，過動與衝動已經減少，但注意力不集中的症狀仍持續（註1-5）。

◎**共病問題**：許多大型流行病學和臨床研究表明，ADHD常與其他精神疾病同時發生，尤其是憂鬱症、躁鬱症、自閉類群障礙症、焦慮症、對立反抗症、行為規範障礙症、飲食障礙症、物質使用障礙症。他們的存在並不能排除

ADHD的診斷。

◎**確診者年齡比同班同學小：**一項整合了二十五個研究、超過八百萬個參與者的後設分析顯示，確診ADHD者，其年齡比同班同學小。在這裡要特別說明一下，年紀小的那些人（指的是學年前四個月出生的人），他們確診ADHD的比例比年紀大的人高。如果以台灣的情況來看，入學時同班同學生日是分布在當年九月到隔年八月，年紀小的那群人，就是五、六、七、八月出生的人。這也是多數專家都認為小孩不要提早入學或任意跳級就是這樣，因為生理上的成熟，代表大腦的發展足夠了，才比較適合入學念書。

以上就是關於ADHD的診斷原則，這些資料都是依據大量的科學研究而來，不是憑空想像，也不是恣意妄為。（何謂科學證據請見附錄A-3）

造成ADHD的相關因素

基因

ADHD與眾多精神疾病一樣，可能是遺傳或環境因素所導致。基因是當受精卵形成時，就已經決定的生命圖譜。但有了這些基因，不見得會表現出來，也要看當時環境的狀態，其表現型通常會有許多種。因此同一種診斷的精神疾病，常有多種樣態，ADHD也是如此。

ADHD的環境因素有多種可能，可能在生命的最早期，還在媽媽的肚子中就受到影響。懷孕期間、生產期間、生產之後都有各種危險因子。在極少數的情況下，如生命早期的極端剝奪、單一基因的異常、生命早期創傷性腦傷都可能引起類似ADHD的症狀。這些發現雖然有助於了解ADHD的成因，**但對於診斷ADHD是沒有任何幫助的**（相關研究請見附錄B）。

從這些研究可以得知，ADHD是多基因疾病，而且需要與環境互動之下，才可能形成ADHD。單一個基因異常，可能與許多疾病共享這個結果，因此不一定會發展出單一個疾病，有可能是其他疾病也說不定。

有毒物質

關於有毒物質，要先有一個基本概念就是「劑量決定毒性」，也就是說如果劑量很小，那確實可以不用考慮，也不用過度擔心。因為很多物質坦白說就是一直存在於自然界中，我們只能跟它們共存，而不是企圖消滅它們。但這樣的意思並不是說就完全不在意，當然可避開就避開，或者盡量減量。活得長久有多種因素影響，避開有毒物質只是其中一個，可能還需要持續運動、營養的飲食、維持健康的生活習慣等等。

先前有一個例子是這樣的，一群民眾到街上抗議空氣汙染太嚴重了，請台電減少火力發電廠的運轉。但遊行的過程中部分民眾卻不停地吸菸，參與民眾也不斷地吸到二手菸。坦白說，吸菸、二手菸的危害遠遠大於空氣汙染，吸菸是近距離、大劑量的各種化學物質直接傷害肺部，說什麼也比飄散在空氣中、已經稀釋過的汙染物質嚴重許多。只是吸菸的抗議民眾，似乎搞不清楚輕重緩急。

至於與ADHD相關的有毒物質有鉛、母親吸菸、二手菸、乙醯胺酚（普拿疼）、鄰苯二甲酸酯（塑化劑）、有機磷（農藥主要成分），而影響很小的是人工食物染料、抗癲癇藥物帝拔癲（Valproate）。而懸浮微粒、氮氧化物沒有顯著影響，全氟／多氟烷基物質（PFAS）、糖消耗的多寡也與ADHD沒有關聯（相關研究請見附錄C）。

註 1-1　DSM-5（Diagnostic and Statistical Manual of Mental Disorders, 5th edition，中文翻譯為精

神疾病診斷準則手冊第五版，以下簡稱為DSM-5）於二〇一三年五月發行，相關國家與醫學單位也都進一步採用該標準。台灣的腳步並未落於人後，我們很快地就拿到了綠皮原文書。繁體中文版也於二〇一四年九月翻譯完成，並且全面推廣到全國採用。

註1-2 DSM-5注意力不足過動症診斷準則。

A. 具干擾功能或發展的持續注意力不足及／或過動／衝動樣態（pattern），有（1）及／或（2）之特徵：

1. 不專注：有至少持續六個月的下列六項（或更多）症狀，到達不符合發展階段且對社會及學術／職業活動造成直接負面影響之程度：

〔這些症狀並非主源於對立行為、違抗、敵對或無法了解工作或指示的表現。青少年與成人（滿十七歲以上）至少需有五項症狀。〕

a. 經常無法仔細注意細節或者在做學校功課、工作或其他活動時，容易粗心犯錯（如：看漏或漏掉細節、工作不精確）。

b. 工作或遊戲時難以維持持續注意力（如：在上課、會話或長時間閱讀時難以維持專注）。

c. 直接對話時，常好像沒在聽（如：心好像在別處，即使無任何的分心事物）。

d. 經常無法遵循指示而無法完成學校功課、家事或工作場所的責任（如：開始工作後很快失焦且容易分心）。

e. 經常在組織工作與活動上有困難（如：難以處理接續性的工作；難以維持有序的擺放物品及所有物；亂七八糟、缺乏組織的工作；時間管理不良；無法準時交件）。

f. 經常逃避、討厭或不願從事需要持久心力的工作（如：學校功課或家庭作業；在青少年與成人的準備報告、完成表格填寫、看長篇文件）。

g. 經常遺失工作或活動所需的東西（如：學校課業材料、筆、書、工具、錢包、鑰匙、書寫作業、眼鏡、手機）。

h. 經常容易受外在刺激而分心（在青少年與成人可包括在想無關的內容）。

i. 在日常生活中常忘東忘西（如：做家事、跑腿；在青少年和成人則有回電話、付帳單、記得邀約）。

2. 過動及衝動：有至少持續六個月的下列六項（或更多）症狀，到達不符合發展階段且對社交及學術／職業活動造成直接負面影響之程度：

（這些症狀並非主源於對立行為、違抗、敵對或無法了解工作或指示的表現。青少年與成人（滿十七歲以上）至少需有五項症狀。）

a. 經常手腳不停的動或經常敲／踏，或者在座位上蠕動。

b. 經常在該維持安坐時離席（如：在教室、辦公室、其他工作場所或是其他應留在其位置的情境中離開他的位置）。

c. 經常在不宜跑或爬的場所跑或爬（註：在青少年與成人，可能只有坐不住的感覺）。

d. 經常無法安靜地玩或從事休閒活動。

e. 經常處在活躍的狀態，好像被馬達驅使般的行動（如：無法在餐廳、會議中長時間安坐或是久坐不動會覺得不安適；別人會感覺到他坐立不安或是難以跟得上）。

f. 經常太多話。

g. 經常在問題尚未講完時衝口說出答案（如：說出別人要講的話；在會話過程中不能等

待輪流說話）。

h. 經常難以等待排序（如：排隊時）。

i. 經常打斷或侵擾他人進行的活動（如：在會話交談、遊戲或活動時貿然介入；沒有詢問或得到許可就動用別人的東西；在青少年與成人，可能會侵擾或搶接別人正在做的事情）。

B. 十二歲前就有數種不專注或過動／衝動的症狀。

C. 數種不專注或過動（衝動）的症狀在二種或更多的情境表現（如：在家、學校或上班時；與朋友或親戚在一起時；在其他的活動中）。

D. 有明顯證據顯示症狀干擾或降低社交、學業或職業功能的品質。

E. 這些症狀不是單獨出現於思覺失調症或其他的精神病症，無法以另一精神障礙症做更好的解釋（如：情緒障礙症、焦慮症、解離症、人格障礙、物質中毒或戒斷）。

註1-3 簡單的說，敏感度（Sensitivity）是指個案真的患有這個疾病，經過診斷之後，可以正確的將他分到這一個疾病上；特異性（Specificity）是指個案沒有這個疾病，做完診斷，可以正確的將他們排除。

註1-4 當然這裡要特別註記，這是一九七〇年代的看法，目前已經越來越多實驗室結果可以驗證某些特定的精神疾病。

註1-5 這一點要特別說明，個案家長經常會問ADHD何時會好？我們通常會回答很難好，因為青春期之後，雖然過動減少，外顯行為降低，但基本上注意力缺失的問題還是持續存在。

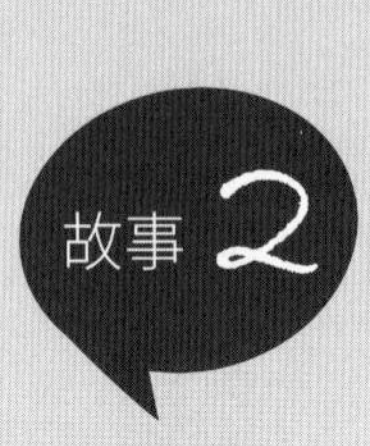

ADHD合併ASD的臨床圖像

阿國從很小的時候，常常被發現跟其他孩子不太一樣，除了過動與人際問題之外，刻板行為也特別明顯。

所謂的刻板行為，是指對於規則異常堅持或是某一類物品特別偏愛，這種偏愛的程度已經太過濃烈，熱愛的程度可說是廢寢忘食的地步。通常他們熱愛的東西一般人難以理解，除了常見的動漫類與交通工具之外，可能包含罕見動物、歷史文物、藝術、食譜、聲音、光線變化……等等。

而阿國特別的地方在於，他特別喜愛四零年代的老電影，像是《魂斷藍橋》、《大亨小傳》、《怒火之花》這一類的電影，他總是跟同學說這些老電影，即使沒人要聽，他還是可以滔滔不絕地說下去。他不失去任何機會，只要有任何縫隙，他就可以將話題轉到這些劇情上。但問題是，根本沒人聽得懂，也沒人想聽。

有一天，衝突就是這樣來的。這次剛開學，老師問起暑假各位同學是否去看了什麼有趣的電影，大家七嘴八舌地回說柯南、蠟筆小新、哆啦A夢，但阿國卻說費雯麗。後面的孩子吐槽他，別講這些外星話。阿國氣不住，推倒桌子，想要拿起椅子往後砸。但好險老師看見，一把抓住他，才沒有讓事情擴大……

自閉症類群障礙症（Autism Spectrum Disorder，以下簡稱ASD）與ADHD經常共病，同時出現的比例大約是百分三十到六十。這樣的個案經常造成家長、學校老師巨大的困擾，因為不只是要處理個案過動、衝動方面的問題，還要處理固著、人際互動的問題。

這一類的孩子，自小被投訴的可能不是只有坐不住而已，還包括其他人際衝突與各種固執事跡，也常常因為過度堅持某些事情而失控，進而導致後續難以收拾的局面。

如何診斷ADHD？醫療人員的思考過程為何？

有一些父母們對於醫療人員似乎有特別的誤解，以為大家看病都是隨意亂看的。但現實是，良好的醫療人員反而是有邏輯的去思考疾病診斷，而非胡亂猜測。當然，也不需要過度神話醫療人員，以為大家都有替身使者或什麼驚人的力量，揮個兩下手，就可以很快速判斷一個孩子到底有何心理疾病。

下面就好好說明醫療人員怎麼判斷ADHD的流程（見表1-2）。這樣的工作，是醫療中非常重要的核心步驟，稱為區辨診斷（Differential Diagnosis）。不管是什麼科別，一個良好的診斷是需要花費大量時間的，這也是為什麼初診需要看這麼久的原因也在這裡。每個科別有不同特殊性，在精神科通常都是一個小時起跳（教學門診甚至會更久）。在會談過程中，醫療人員就是想盡辦法收集足夠的資訊，來確認相關可能的診斷是否被排除，如果用會談的方法還是無法做決定，那就需要安排其他檢查，如抽血、腦波檢查、心理衡鑑。如果自己所屬科別還是無法判斷，為了病人的最佳利益，甚至會轉到合適的診別，再請對方好好的了解發生什麼事。

因此，絕對不是隨意談個十分鐘就決定個案是什麼疾病，我們收集一個人的出生史、發展史、就醫史、學校史等等各種個人資料，這樣的過程不是要探索個人隱私，也不是要寰宇搜奇，而是為了得知足夠的資訊來排除各種診斷，最後才能逼近一個可能的疾病類別。如果以ADHD為例，我們需要區辨的診斷包含對立反抗症（ODD）、陣發性暴怒症（Intermittent Explosive Disorder）、其他神經發展疾病、學習障礙、智能不足、自閉症類群、反應性依附症（Reactive attachment disorder）、焦慮症、憂鬱症、雙相情感障礙症（Bipolar disorder）、侵擾性情緒失控症（Disruptive mood dysregulation disorder）、物質使用障礙症（Substance use disorders）、人格障礙症（Personality disorders）、精神病症（Psychotic disorders）、臨床藥物所誘發之

ADHD症狀、神經方面的疾病等等。當然，是不是可能與其他疾病的共病也需考慮進去（註1-6）。

在這過程中，醫師與臨床心理師是互相合作的。因為受限於人數眾多、時間緊迫，多數醫師只要在初診中有些許疑問，都會轉介臨床心理師進行心理衡鑑，以更進一步釐清個案的問題。簡單的說，就是多一個人來確認個案的問題，而非醫師獨斷。而心理衡鑑並不是像坊間所說的只是做做心理測驗而已，還包含觀察個案對於問題的反應、與個案及家人會談、收集相關資料，綜合上述資訊，最後才決定個案到底是屬於何種疾病類別。

而區辨診斷，在上述的過程中可說是核心思想，不管是初診或心理衡鑑的過程，其目的都是為了要確認個案到底是什麼問題、有哪些證據可以佐證，為什麼我們到最後是決定排除其他診斷而最終考慮接受這個診斷，這個說來是嚴密的辯證過程。

而區辨診斷到底要採取什麼樣的邏輯，各門派有不同的看法，這裡所舉的方法是採用決策樹（decision tree）來看待。針對每一種疾病都劃出類似流程圖的東西，醫療人員按圖索驥自然可以知道可能是哪一種疾病（當然，這邊還是要說，我這裡只是舉其中一種思考邏輯方法，不代表不這樣思考就是不對）。

按照這個流程，第一步就是先確認來就診的孩子有沒有可能嗑藥了？千萬不要說不可能，很多事情不是父母想得那麼簡單，一直以為自己的小孩善良天真有禮貌，絕對不可能會使用非法物質。當然，我們也明白或許父母可能不曉得事情的全貌，因此第一次會談完，下一站通常就是去抽血，一驗就知道有沒有吸毒。或者中性一點的說，是不是有其他物質在身體裡面，導致孩子的分心狀態。長期的重金屬環境暴露、生理疾病，也是有可能會呈現出分心症狀。

第二步要釐清的是，個案現在有無服用藥物？現在正在服用的藥物裡面，有沒有可能其副作用是導致注意力的缺失。為了避免家長自己記錯，最好的方式就是把藥袋帶給醫療人員確認。藥物百百種，我們不可能每一種都認得，自然會到資料庫或藥典中查證，確認其功效與副作用。

接著就需要一一去檢核躁鬱症、憂鬱症、思覺失調症、注意力不足過動症、創傷後壓力症、廣泛性焦慮症、適應障礙症等相關疾病的可能性。如果單純是ADHD的問題，在這個過程中自然就會凸顯現出來。

如果上面所述的種種可能性都排除了，代表個案只是「正常」的分心，不用太過擔心。細心的醫師或臨床心理師會請父母好好地回去觀察一番，一個月之後再回診。如無特別怪異的部分，就可能是父母管教溝通問題或標準太過嚴苛，問題是出在大人，而非小孩。

總之，診斷ADHD是一個非常嚴謹複雜的工序，相信多數醫療人員都能掌握其中的竅門，嚴肅地看待每一個前來就診的個案。

表1-2　判斷ADHD的流程（改編自First, 2014）。

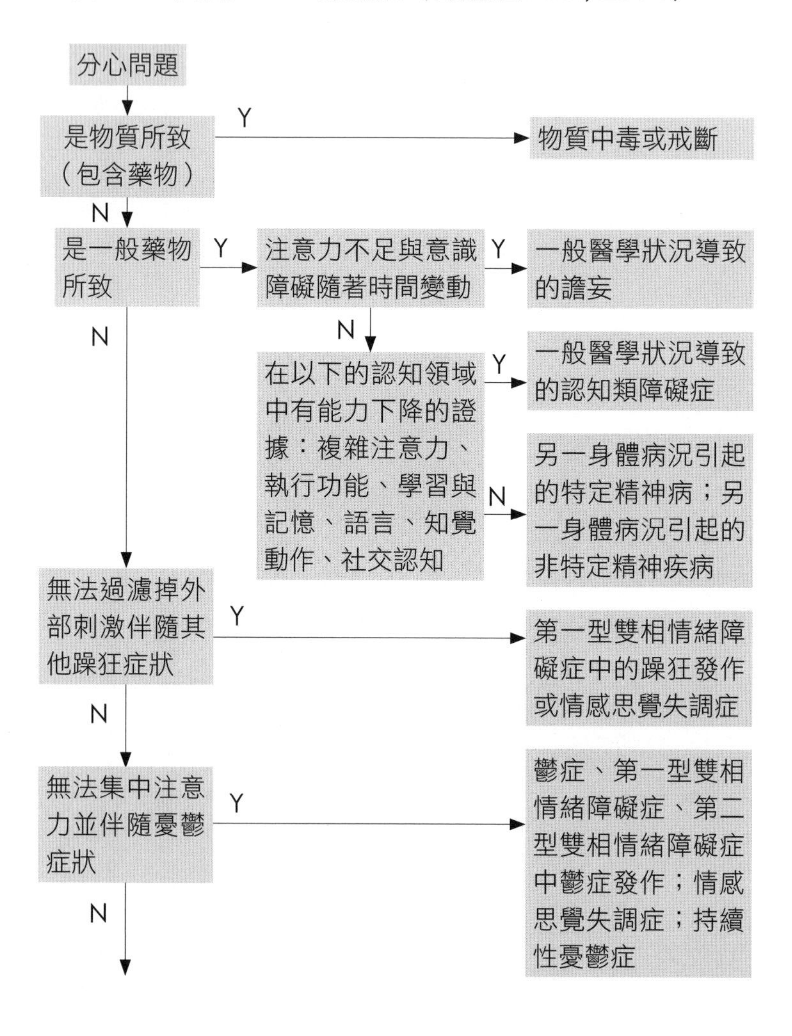

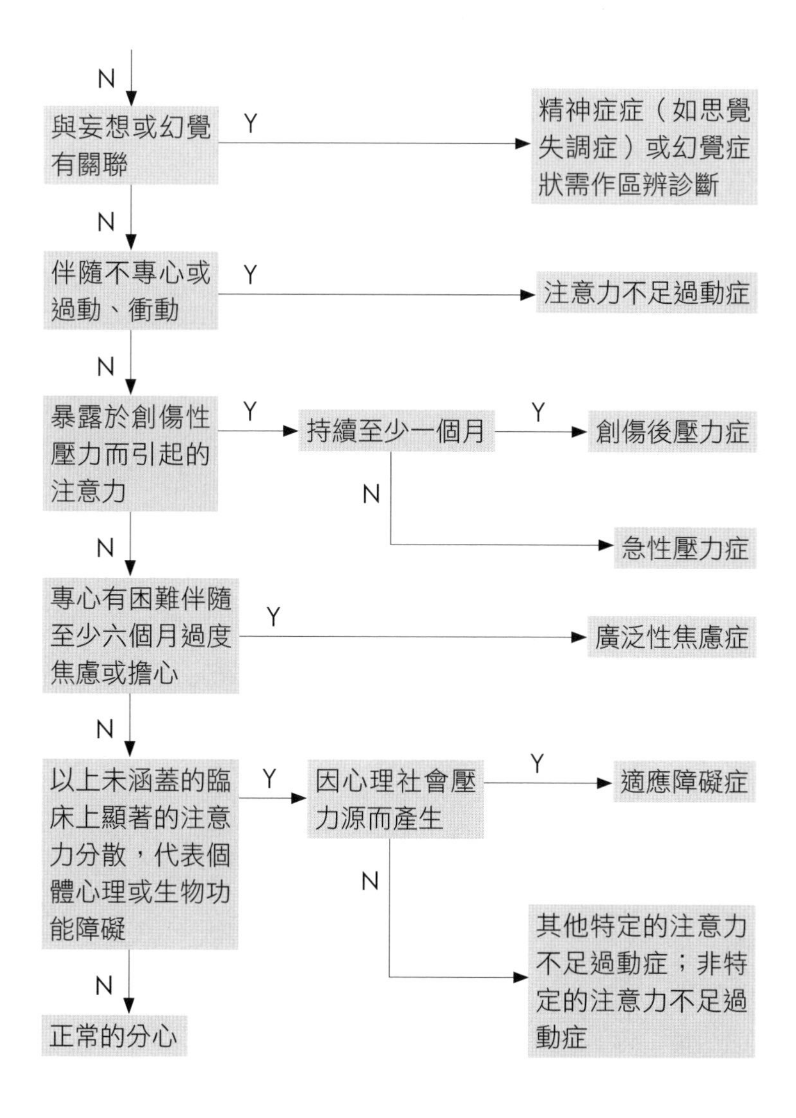
N
與妄想或幻覺有關聯
Y
精神症症（如思覺失調症）或幻覺症狀需作區辨診斷
N
伴隨不專心或過動、衝動
Y
注意力不足過動症
N
暴露於創傷性壓力而引起的注意力
Y
持續至少一個月
Y
創傷後壓力症
N
急性壓力症
N
專心有困難伴隨至少六個月過度焦慮或擔心
Y
廣泛性焦慮症
N
以上未涵蓋的臨床上顯著的注意力分散，代表個體心理或生物功能障礙
Y
因心理社會壓力源而產生
Y
適應障礙症
N
其他特定的注意力不足過動症；非特定的注意力不足過動症
N
正常的分心

ADHD的小孩何時需要尋求專業協助？

即使台灣已經逐步邁向已開發國家，許多家長仍將精神科或兒童心智科視為畏途，最好這輩子都不要接觸為佳。有點像古人所說的「生不入官門，死不入地獄」那樣，這件事情直接從我們的生活上絕跡——「不能問，也不能說」。但這種面對毒蛇猛獸的態度，並無法根除我們與心理疾病的關係。

因此，家長們最關心的一件事，就是什麼時候要帶孩子去就醫。最簡單的判斷方法可從**頻率**、**強度**、**持續時間**及**跨情境**四個方向著手。**頻率**就是發生問題的頻次，以ADHD中的不專心為例，這個小孩是每天都不專心，還是偶爾才不專心？一個星期大約出現了幾天？寫一次功課到底會分心幾次？而**強度**就是嚴重程度。到底分心之後會怎麼樣？有的小孩就完全忘記眼前要做的事情了，有的還能勉強自己回來繼續寫功課。**持續時間**是指問題是從幾歲開始，已經延續多久的時間？是三個月？半年？還是已經兩三年了？**跨情境**是指問題不只在同一情境發生，而是在很多情況之下都會發生。在上課時也發生？在玩的時候也發生？在吃飯的時候也發生？是無時無刻都會出現？還是只出現在一兩個情境之下？

詳細的理解這四大面向，有助家長判斷問題發展到什麼程度。其實目前臨床心理師在心理衡鑑時初次遇到的個案，並非所有個案都很嚴重，有些時候只是家長過度擔心而已。因為現今網路資訊發達，Google又這麼方便，很多人常會將問題直接丟到網路上提問。打了關鍵字，自然會有很多資訊跳出來。有一些過度擔憂的大人，就會自行診斷自己的孩子符合哪一個疾病準則。這樣做當然無可厚非，擔心孩子而太過急切，有時當然會過於急躁就下了判斷。但要知道的是，這樣的自我診察還是有誤差的，因為網路提供的資訊有可能是錯的、不完整的，我們也可能太過心急，而誤解了這些專有名詞的真實意義。假如電腦真的這麼可靠的話，那人類也不用學的要死要活了。此時電腦的極限就是，雖然記憶容量很大，但是無法判斷是非。簡單說就是沒有前葉功能，沒有計畫、判斷能力，它不知道何時要停止，何時要轉彎。什麼問題都以為搜尋引擎會給我們最佳解答，這樣子誤判的風險是很大的。

那什麼樣的狀況來就醫較為恰當？最好問題已經持續了一陣子，約三個月到六個月，家長已經用光可以使用的方法，教也教不會，學也學不來，已經變不出把戲了。我們在養育這樣的小孩時，容易失去耐性，動不動就發脾氣，然後想都不想只會用罵的、吼的、體罰的，大人自己都感覺疲憊、沮喪、身心俱疲，常常處在放棄邊緣。在家裡之外的情境，這個小孩也常常被告狀、被投訴，從學校老師、安親班老師、各種老師都反映有特別的狀況出現（那就不是個別老師對你的小孩有偏見）；其他家長也反覆回應這個小孩又闖了禍、惹了麻煩。另外，小孩人際狀況也每況愈下，不是朋友越來越少，就是開始被欺負。在各種課程安排的分組中，常常落單，常常成為餘數。下課時就像個遊魂一樣在校園中晃來晃去、盪來盪去，無法加入同儕的遊戲中，也沒有人理會他。上述所列舉的狀態，都是告訴我們，這樣的小孩需要更進一步處理，並積極尋求專業人員的協助。

最後，要提醒諸位家長的是，尋求專業人員的過程中，最好由監護人或主要照顧者陪同前往較佳。若小孩已經有問題了，最好親自到場說明最為清楚。很多大人常常以沒空、沒辦法請假為理由，隨意請一個親戚代勞（通常是阿公阿嬤）。那這個親戚，又說不清楚、講不明白小孩到底哪裡出問題。如此這樣的就醫，坦白說就是白費力氣、浪費醫療資源而已。醫療人員並不是魔法師，也不是測字先生，若問的問題所聽到的答案都模稜兩可、不清不楚，要做出正確的診斷，可說是難上加難。

「早期發現、早期治療」並不是一句口號，只有越早確立小孩的問題在哪裡，才能更進一步進行相關療育活動，也才可能真正處理孩子的問題，並幫助孩子儘早脫離困境。

尋求專業協助，醫療協助是重要的一環

家長下定決心要尋求專業協助時，共有的困惑是，那該去看什麼科？或者說，除了去看醫生之外，其他可以做的事情還包含什麼？

在台灣的狀況通常是這樣的。家長並不會在第一時間就帶小孩去看醫師，他們會先問問看別人有什麼意見。他們徵詢的範圍可能是日常生活常常遇到的鄰居、親戚，問一下別人家的小孩是不是有相同的狀況。得不到具體的答案後，才會往外尋找朋友之間有什麼認識的專家，可以再進一步探問看看。但是通常這樣的詢問還是得不到什麼答案的，因為大家並沒有看到小孩，只單憑家長的描述有可能以偏概全。到最後，繞了一大圈，還是必須面臨到要尋求醫療專業的協助。我個人經常接到各式各樣的朋友詢問，問到後來通常都會請對方到可以信任的醫療院所就醫。因為就算問了幾題，只是粗略有個概念而已，通常也不能怎麼樣，到頭來還是要帶小孩到醫療現場去了解一番才能見真章。

第一次就診，家長可能因為種種原因，如長輩反對、我的小孩又不是瘋子等問題，不願意直接到兒童心智科就診。個人覺得那也沒什麼關係，因為去看了其他內科、小兒科、復健科、家醫科，醫師覺得自己無法處理的話，肯定會幫你轉診。有的家長不滿意醫師的判斷，就會自行到其他醫院就診，尋找一個自己能接受的診斷。一路往北就醫的結果，只會聽到越來越多不好的消息。最後來到台大醫院兒童心理衛生中心，想盡各種辦法擠進了宋維村醫師的初診（宋維村醫師為知名兒心科醫師，目前已經退休，在台大已無門診，以前他的門診像上青天般的難掛）。聽到宋醫師耐心的解釋，很多家長只能崩潰般的接受這個事實。他們以為會聽到不同的結果，但是，非常殘酷的是，答案通常是一樣的。進行後續積極的治療，才是最佳的選擇。其實，台灣醫療的訓練水準並沒有差距這麼大，聽聽第二意見並無不可，但要連續好幾個醫療人員都看走眼，並不是這麼容易的事。

假如小孩是六歲以下的話，有某些較大的醫院會開立早期療育聯合門診，會集合相關科別的醫師在同一時段看診，可以一下子看到你需要看的科別。但看完此次門診之後，後續有一些小朋友必須開始面對治療，一樣需要選擇固定的門診就醫。最簡單的區分，就是單純只有肢體問題的，就回到小兒復健科；若有心智方面的問題的，仍須回到兒童心智科。有一些醫院會成立兒童發展復健中心，集合所有治療師（如物理治療師、職能治療師、語言治療師、臨床心理師等等）在同一個單位運作。但是在回診時，還是必須獨立回到不同的門診進行（有點麻煩沒錯，但這是科別專業與健保給付的問題，暫時無解）。

個人在這裡還是必須反覆重申，專業協助中，醫療協助是其中的一環。但是這一環是很重要的，家長要向學校、社福單位爭取什麼資源，常常必須要有醫師的診斷書。現行台灣體制，還是需要找一個固定回診的醫師與科別。因為你有固定回診，醫師才了解小孩的病情，未來需要醫療診斷書或身心障礙手冊時，醫生才不會面有難色。兒童心智科相關的疾病，常常需要多次回診、做過多種檢查評估，才能確立診斷。醫療人員不是隨意胡來，總要有一些科學證據支持，才能下判斷。若家長突然跑到某一個門診，當下就要求一定要開出手冊或診斷書，說實在是強人所難，大多數的醫師根本不會答應。在醫療糾紛頻傳的年代，大部分的醫療人員皆是謹小慎微、戰戰兢兢地行事。

除此之外，也可以尋求其他專業的協助，如在外開業的臨床心理師、學校特教及輔導資源、家長團體、社工等等。每一個專業可以協助的部分都不太一樣。社工方面，可以了解地方政府可以提供什麼社會福利、社會資源。家長團體的好處是可以遇到有相同困擾的家庭，不只可以互相支持，很多過來人也可以提供很多的實質意見。學校部分則端視各個不同學校，可以提供的東西也不同。有的學校資源很豐富的，那資源班就可以提供較多的服務，也會有輔導、特教系統介入幫忙。至於在外開業的臨床心理師，則提供個別的規劃，針對個案不同的情形，給予適當的諮商與治療。最理想的狀態就是，醫療資源、社會福利、學習資源、心理服務都能適當的整合，提供有困難的個案多樣化的服務。

當然，專業的協助並不是越多越好，需考量小朋友可以負荷的程度。若小孩的狀況不佳，選擇適當的一至兩個治療進行即可，太多治療有時會互相干擾、排斥，甚至造成小孩或家長困擾。

醫師對於個案的問診重點

前面提過〈如何診斷ADHD？醫療人員的思考過程為何？〉，這一篇主要是說明診斷的邏輯為何，這個是內在思考的小宇宙，多數的醫療人員不會直接告訴個案或個案家長。

而現在要談的是，如果家長真的帶小孩去看初診，在醫療場域中可能會發生的事。在台灣，多數的精神科、身心科初診都是由精神專科醫師看診，如果是兒童心智門診，則會由兒童青少年精神專科醫師看診。兒童青少年精神科為次專科，所有醫師須先通過精神科專科醫師的訓練，才能更進一步接受兒青次專的訓練。與多數的兒青次專醫師接觸，個人認為訓練還算精實。許多醫師考兒青次專還考了兩三次才通過（台灣的兒青次專科是由多位資深前輩醫師所建立的，在品質上是非常要求的）。當然，我知道上述是理想狀態，稍微偏鄉一點的地方，能有精神科專科醫師看診就不錯了，要找到兒青次專的醫師可能少之又少（這是醫療分配的問題，這裡很難再討論下去）。

我先假設諸位有就診需求的家長與孩子，都能順利找到兒童心智科。如果從未到過該醫院，那就是掛初診。初診每家醫院的配置不同，有的醫院會獨立一個診別，全部都看初診；但有的醫院會初複診一起看，端看每家醫院的規劃。進入診間之後，每個醫師的作法不同，但多數醫師都會在有限時間之內，從主訴、家庭成員、家庭特有狀況、家長關注的問題、需要什麼協助、生長發展史（產前史、生產史、產後狀況、主要照顧者）、精神狀態檢查（Mental status examination，MSE）、行為觀察、簡易量表評估（如丹佛兒童發展量表、兒童活動量表等）快速地跑過一遍。收集這些資料之後，腦中一邊也正在作區辨診斷，謹慎地將所有可能性羅列出來，才能形成診斷或臆斷（impression），並依此判斷規劃未來可能的治療計畫。再怎麼加速這個過程，說來至少要半小時，能一小時結束都算是順利了。

另外，若孩子的年紀夠大，不會過度依賴父母，可單獨接受問答，這時也會考慮與家長分隔的隔離問診。通常分開詢問小孩，經常會聽到很多意想不到的答案，如「這是我媽（爸）叫我這樣回答的，其實我沒有這樣，這是為了診斷書才這樣說的」、「剛剛說的都不是真的，那是爸媽要離婚，媽媽（爸爸）要我的監護權，才這樣說的。我沒有他們說的這樣」、「他們都搞錯了，我說了很多遍，我是○○，他們一直說是××」、「我說的話都沒人相信，我不知道醫生你能不能相信，我要說的是……」這個就是分開詢問的魔力，只要讓家長先在外面稍候、出去走走，個案們自然就會說出很多本來他們不會說的話。父母以為小孩們都不懂事，常常想要搪塞他們，殊不知很多孩子並不是想像中這麼天真，以為敷衍、應付就可了事。

而在精神科或兒童心智科有一個特殊狀況是個案沒來或出現的時間很短暫，有時根本還沒講到話人就走了。這樣當然是看不出個所以然，通常的判斷都是約下次回診的時間，請人務必要來就是。當然，醫療工作做久了，什麼奇怪的故事都會聽過：曾經有一個黑道大哥，心裡也會有過不去的事，也有就診的需求。但大哥怎麼能到診間去等待、排隊？這樣多沒面子啊。自己不到診間來，只好請小弟代為說明。但醫生沒看到人，也沒講到話，到底能否隔空抓藥實在有難度。醫師為了苦民所苦，只好親自到停車場幫大哥了解一下到底發生了何事？可以開立什麼藥物。一般人以為醫師很孬，不敢得罪大哥。但診間本來就是人間修羅場，既然是修羅場，迫不得已之下，看診的場地隨時變更也是臨機應變。如此作法不只化解了診間暴力，而且符合醫師法、全民健康保險法的規定「醫師非親自診察，不得施行治療、開給方劑或交付診斷書」。這樣的過程也可讓個案知道，醫療就是化干戈為玉帛，盡可能救治病人的痛苦。

以上，就是在門診中可能發生的事。不管是ADHD或其他個案，初診大約都是跑一樣的流程，其目的是為了形成可靠的診斷。有診斷，才有後續的治療，才可能對症下藥，或是安排其他合適的治療。

臨床心理師為何要進行心理衡鑑？

身為一個臨床心理師，最基本的功夫就是心理衡鑑（Psychological Assessment，或者稱為心理評估）。此項能力與心理治療並稱心理師的左右手，而且心理衡鑑甚至是心理治療的基石。沒有好的心理衡鑑，就不可能會有好的心理治療，這幾乎是臨床心理學界的共識。因此，如果有一個心理師一直對外宣稱自己最會做心理治療，但從來不清楚自己的心理衡鑑能力，那很抱歉，這只是虛胖的存在，沒有任何穩固的基礎，很容易就成為個案的餌食，也容易在醫病關係上出現問題。

對於我們這種有點資歷的人來說，其實心理衡鑑就跟本能一樣，先前有人問我育嬰假放了兩年，會忘記怎麼做心理衡鑑嗎？我的回答是怎麼可能，這件事已經滲入我的血液了，是我吃飯的工具，只要我還會呼吸，就一定還知道怎麼做。即使我目前未在醫院系統內任職，但你現在叫我立刻去指導實習生做心理衡鑑，我還是可以知道他們哪裡做的有問題。

心理衡鑑說穿了就是如何了解一個人的方法，只是臨床心理師了解的對象是出了問題的個案而已。所以，你平時怎麼認識一個人，我們就會運用在衡鑑之中，這些方法包含行為觀察、晤談等等，只是臨床心理師再加上測驗工具，並且有系統地，運用科學方法去看一個人。當然，因為醫療的緣故，我們還是需要回答醫師轉介的問題，一般來說幾乎都是是否符合DSM-5的診斷準則。因此我們就要將上面所獲得的資料，有條理地進行納入與排除，以確認個案目前的狀態。最後將統整過的資訊，寫成完整的心理衡鑑報告。

我經常說優秀的心理衡鑑報告就是通往個案未來的鑰匙，沒有良好的鑰匙就不可能會有心理治療，能開對門還是非常重要的事，如果一直開錯門，治療通常只是在原地打轉而已，不會往前進。因此，心理衡鑑報告就是定海神針，可以讓未來的心理治療找到明確的方向。

接下來我們舉ADHD未成年個案作為例子，一步一步說明臨床心理師在心理衡鑑中所進行的工作。當個案一來到醫療院所進行評估時，其實衡鑑已經在個案不知情的情況下不知不覺地開始了。心理師剛從座位起身就遠遠聽到個案玩鬧的大量聲響，一走近立馬聞到因超量運動所導致的汗臭味，接著映入眼簾的是活蹦亂跳的孩子。心理師幾乎可說是自動化反應，行為觀察就是這樣開始進行了。這個孩子是誰帶他過來？是父母、老師，還是不知名的親戚？兩人怎麼互動？還有其他兄弟姊妹一起前來嗎？坐在等待區時，是乖乖坐著？還是亂動亂跑、開始在醫院探索起來？在等待時有什麼特別的事情發生嗎？看到個案之後，個案整體的狀態如何？衣服是東一塊西一塊的髒汙？還是手腳膝蓋有各種傷痕？

如果是典型ADHD的個案在等待區已經可以看到很多事情了。小孩可能開始觸碰各種東西，進行心目中自以為是的巨大探險歷程。下一秒就會碰倒各種物品，書架、掛畫、報紙等等。如果有稍大一點的等待空間，個案甚至奔跑起來了，心中的颱風早已成形，準備肆虐所到之處。

接著將家長與孩子帶入測驗室中，沒坐到三秒鐘，個案已經明顯表現出不耐煩的狀態，開始碰觸測驗室中所有看得到的東西。任憑大人如何制止，仍舊無法停下所有動作。我跟家長都還在測驗前的會談階段，講不到一分鐘，不只是躁動不安而已，而是十輛火車即將抵達。我光用看的，話都不用講，就已經知道他符合什麼診斷了，後續的測驗與會談坦白說就是補資料的程序罷了。簡言之，良好的行為觀察早就決定勝負了，這也是為何專業的臨床心理師可以很快的就完成心理衡鑑，寫出來的報告也符合邏輯，也可以很快的說服醫師在整個療程中應該可以往哪個方向走。

你看看，我們連心理衡鑑中各種測驗與會談都還沒說明，心中就已經寫好考卷交了出去，答案也呼之欲出了。

確實臨床心理師就跟偵探沒有兩樣，我們像鑑識人員一般，運用科學方法在命案現場查看各種蛛絲馬跡，差別只在於我們的主場是在醫療場域。終其一生，我們反覆鍛鍊這隻「職業上的右手」，讓我們可以支撐自己的執業生涯。

臨床心理師的叮嚀

這裡還是要特別說明，行為觀察、心理測驗、會談都是心理衡鑑報告中非常重要的三個部分，都是形成最後診斷的依據，絕不能偏廢。臨床心理師在心理衡鑑的過程中，也是反覆在磨練會談、心理測驗與行為觀察的技巧，也才能推論出合適的診斷與未來治療的方向。

心理衡鑑前個案與家長該有的準備

前一篇談了臨床心理師為何要做心理衡鑑，這篇就回到個案身上，從個案及父母的角度，討論一下當您遇到醫師轉介做心理衡鑑時，到底會遇到什麼樣的情況？

多數個案來到兒童心智科的初診，醫師大多會轉介臨床心理師確認小孩狀況。多一個人多看一眼也是好事，畢竟花三十分鐘跟花三小時，可以看到的東西本來就會有所差異。另外會轉介的理由通常都是需要醫師證明的狀況，如重大傷病、身心障礙手冊、診斷證明、鑑輔會需求，醫院光是應付種種證明，說實在已經耗掉百分之九十的能量了。

因為需求者眾，但臨床心理師人數較少，大部分的醫院待排三個月都是正常的，久的甚至大半年都是有可能（註 1-7）。因此若是有什麼升學、轉銜、證明需求，最好儘早回到門診向醫師說明，才可能在時限之內順利取得心理衡鑑報告。

等到約定好心理衡鑑的日子，個案預先的準備，就是吃飽睡好眼鏡記得帶來，越是在穩定的狀態之下，越可以如實的表現。如果等待時間較久，可能醫師已經先開立過動類藥物，記得當天先不要吃，因為吃了可能效果就出來了，呈現的就不是平常沒吃藥的樣子。這是初診為了確認詳細診斷而停藥一次。如果是後續追蹤、評估療效的話，請記得不要隨意停藥。家長事先的準備就是關於小孩的資料先盡量收集好，當天在會談時可以拿出來跟心理師說明。這些資料包括聯絡簿、導師交代事項、特別的醫療紀錄等等，越詳盡的資料，就越有助於心理師判斷。

進入衡鑑室之後，每個臨床心理師所採用的方法不盡相同，多數的人都有會談與測驗部分。我個人比較特別，所採用的是「家長簡易會談→問卷填寫說明→進行各種心理測驗→小孩會談→家長完整會談→測驗回饋」。我選擇先做完測驗，最後才進行完整的會談。會這樣的做的理由，主要是個案通常沒有耐力，持續力不佳，如果前面先跟家長會談三十分鐘而個案在一旁晾著，後續的測驗經常因為時間過久、無法配合而亂做一通，這樣可說是自找麻煩。況且我們第一個先做的測驗經常都是魏氏兒童智力測驗，如果孩子們不配合，那就是低估其智力，這是臨床心理師應該盡量避免的事。另一是將會談放在最後，是不想要家長會談的內容，干擾測驗及行為觀察上的判斷。會談放在最後，也可以將測驗中的疑問，於家長會談時驗證。我有時做完測驗之後，會視小孩狀況，儘快地跟孩子談一下，常常會有意想不到的效果。畢竟大多數的孩子都不太會說謊，有時候無意間會透露出真正的狀況。

最後，我會多做一步叫做測驗的回饋，也就是簡單說明個案今天的表現，初步可能是什麼樣的狀況。我會讓家長覺得，他們來到醫院，可以帶點東西回家，英文稱為「Take Home Message」，個案來做心理衡鑑並非來受折磨的，他們認為自己瞎忙了一個早上，但你可以給他們一個簡單的方向，這個方向可以銜接到未來的治療之上，他們內心才會有比較踏實的感覺，而不是千篇一律地回應「回家等報告」。當然，我知道這一步是理想，要做到非常困難，因為很多醫院就是將心理師當成測驗機器，一天能排多滿就排多滿，甚至聽聞最多可以排滿四個，早上兩個下午兩個，報告還帶回家寫。我不會苛責這樣工作狀態之下還能多說什麼話，能叫他們趕快回家已經是當天最後的極限了。

如果以ADHD的個案為例的話，多數孩子通常伴隨過動與衝動行為，如此狀態之下，最好就是能速戰速決。如果動作太慢的話，通常個案內心的小惡魔就會無意間跑出來作亂一番，我們要把他們請回去就會花費過多的時間。不如就在個案內心的渴望還未成型時，趕緊打開大腦的一小縫看一看就可以趕快闔回去。

當然，心理衡鑑的過程中，越是誠實交代一切，越可以貼近真相。千萬不要以為醫療人員都是笨蛋，想要用欺騙的方式蒙混過去。臨床心理師也有很多方法可以知道是不是在騙人，即使我在這邊說明我們是怎麼觀察的，你想要立刻學起來避免這些破綻，可說是難如上青天。因為心理上的破綻非常難彌補，除非你是情報人員或臨床相關人員，已經受過一定的訓練，才可能有一些機率會成功。總之，如果想要獲得正確的診斷，誠實還是最佳的策略。

ADHD個案的用藥準則

一說到藥物就是件難解的謎。很多人對於藥物總是有莫名的成見，他們自有一套對於世界的看法，如果是感冒看家醫科，醫師跟他們說不用吃藥，回家多休息、多喝水、自然會好、藥物殺不死病毒。他們肯定覺得這個醫生是庸醫，看病就是要拿藥，沒開藥不會開些胃藥、維他命之類的，什麼都沒開給我還說自然就會好，回頭立馬給負評加一顆星。

但如果是看精神科，醫生跟他們說這個狀況吃點藥會比較有幫忙，回家一定要按照時間早餐飯後服用就好。他們肯定也覺得這個醫生是庸醫，看病只會開藥給我吃，也不聽我說說最近鬱悶的事，多說話就說要排諮商，諮商一次兩三千塊，完全是個死要錢的醫師，回頭立馬也給負評加一顆星。

這就是台灣目前這個處境很難討論用藥的原因。不管你怎麼說，也不用管科學研究的結果，反正沒順我的意，就是庸醫不用討論。精神科用藥又牽涉到刻板印象，認為這是瘋子才要吃的，我又不是為什麼醫師一定要開藥給我。如果是用藥在兒童青少年身上，立刻主觀認為，這是會破壞大腦的，你們怎麼這麼狠心要殘害國家幼苗。你們應該好好說，談到三更半夜也要繼續，這樣才是有愛心有醫德，一天到晚就想用藥，肯定是跟藥廠掛勾，這全部都是藥廠賺錢害人的陰謀。

這就是用藥與否的爭論，由來已久，ADHD也無法遁逃。

但用藥的原則，在所有相關的教科書上都會說明，一般都包含以下五點：

1. 診斷評估。確認診斷才會用藥，這是非常基本的道理，因此什麼疾病會用什麼藥基本上都會有一定的範圍，不會突然開一個不相關的藥就要病人吃，這幾乎是不可能的事。

2. 症狀監測。症狀監測除了醫師判斷之外，一般為了客觀都會使用各種行為評量表（behavior rating scale），來確認症狀的變化情形，是不是一直穩定出現？如果是的話，才有用藥的必要。用藥之後症狀有改變嗎？衝動行為有下降嗎？注意力持續度有增加嗎？如果沒有下降，是因為服藥遵從性不佳、有時吃有時沒吃所導致？還是有其他可能？當然，服藥遵從與否又牽涉到醫病關係的建立，必定要先與家長、孩子形成治療同盟關係，關係建立了，覺得醫生跟我站在同一邊，才可能讓藥物產生應有的效果。

3. 風險效益分析。此項是從赫爾辛基宣言（Declaration of Helsinki）（註1-8）而來，當使用藥物所產生風險大過利益時，應該立刻停止。大體說來，醫師應保障病人的最大利益，醫生們在用藥時多是謹慎為上，一開始一定是從低劑量開始，看效果如何，再慢慢調整。調藥調個一兩個月都是正常的事，這是為了達到最好的效果而測試出藥物的最低劑量。

4. 定期評估。定時回診是非常重要的事，萬一有副作用，醫生也才能立刻處理。如果是使用興奮劑的話，副作用較常出現的是失眠、食欲減低、易怒、緊張、體重下降。藥效過了副作用就會消失，再怎麼長效的專思達

（Concerta），最多也是十二小時藥效就會消失。如果可以穩定長期服藥，多數的副作用皆會逐漸減少，而且大約百分之七十五的孩子其過動、衝動、不專心等症狀都會逐漸減少。但也要理解的是，不是所有症狀都會減到零，也不是全部的ADHD個案都適合用藥。可能約三成到四成的個案是對興奮劑沒有反應或反應較差，需要進一步考慮二線藥物也不一定，還是要視不同的狀況來做各種調整。

5. 藥物漸減與終止。白話一點說就是怎麼停藥，通常都是個案症狀減到最少，生理變成熟，身處的環境也友善，整體狀態往良好的方向轉變，如此才有可能與醫師討論如何減藥，甚至可以達到完全停藥的地步。這些都是可能發生的，千萬不要覺得吃了藥就要吃一輩子，事情或許不會只往極端的方向走。

以上就是用藥的基本原則，藥物用得好是救人的事，但用不好一樣都會有成癮問題，也會有副作用。我們應該要好好深思的是自己的用藥態度，而不是莫名的害怕心理疾病。

我個人非常尊敬的巴克利教授，也曾經列出他應該注意的地方（註1-9）。用藥本來就是一個很嚴謹的過程，本應謹慎為之。若是初診的個案重點都是好好跟父母談談，以其他行為或認知治療為主，而非藥物治療。但如果已經窮盡非藥物的方法，那就必須好好考量藥物這個選項，而非打從心裡排斥它。

ADHD有沒有過度診斷？藥物是否過度浮濫使用？

要討論是否有過度診斷一事，需先理解ADHD在台灣的盛行率變化。

在DSM-5中，談過ADHD在不同文化的兒童，其盛行率大約百分之五，而成人大約是百分之二點五。而本書附錄A-2〈盛行率〉這一小節也曾說明過，最完整的整合性研究結果顯示，兒童的盛行率是百分之五點九，成人則為百分之二點五。在台灣另外一個可以考慮的資料，是先前高淑芬醫師所做的台灣兒童精神流行病學的結果，認為ADHD的終生加權盛行率為百分之十點五。

若根據全民健康保險資料庫分析，台灣的ADHD終生盛行率為百分之二點四（註1-10）。將以上三者與健保資料庫相較，都發現一個最簡單的事實，就是有ADHD問題的兒童，其就醫比率還是太低。

以這樣的結果來看，接受醫療體系診斷與治療的個案是低於一半。若是以流行病學中最低的百分之五來看，就醫的才百分之二點四，也就是有一大半ADHD的孩子還在外面晃蕩，有的接受一些無法證實的民俗療法，有的就什麼也不做的要學校及社會系統承擔。這些家長中，有的人是受限於種種困難，對於疾病與藥物無法認識，因此就選擇不處理（或者白話一點說，也沒有選不選擇，就是放著自生自滅）。有的人則不是因為社經地位的問題，而是對於疾病與藥物有偏頗的認識，進而拒絕就醫、拒絕服藥，他們的想法非常清楚，就是抱著學校要多忍耐、老師要多擔待，我的孩子不會有問題，有問題的是學校與老師，應該因材施教才對。那一班三十個學生，您希望老師一對一教您的孩子，那其他二十九個到底該怎麼辦？

另外，藥物有沒有濫用可以再看一下數字，就可以知道有無濫用。在健保資料中，被診斷ADHD為百分之二點四，其中只有百分之一點六有服用藥物，這樣服藥的比例約為百分之六十七，也就是三分之二。

這樣的數值有沒有太高？我們怎麼評斷？最簡單的方法，就是跟別的國家比較一下。我們先拿資料比較完備的美國來看看。從二〇一六至二〇一九年，三至十七歲的兒童曾經被診斷出ADHD的人數為六百萬。在這六百萬中，三到五歲占了百分之二，六到十一歲占了百分之十，十二到十七歲占了百分之十三。在二〇一六年調查了二到十七歲ADHD個案的治療狀況，百分之六十二的個案正在服用ADHD的藥物，而百分之四十七接受了行為治療（加起來超過一百並沒有錯，因為有的人兩種治療方式都有接受）。在這些被診斷為ADHD的個案中，一共有百分之七十七的人正在接受治療。在這當中，約百分之三十的孩子只接受藥物治療；約百分之十五的孩子只接受行為治療；約百分之三十二的ADHD孩童同時接受藥物治療和行為治療。但要注意的是約百分之二十三的ADHD兒童既沒有接受藥物治療，也沒有接受行為治療（註1-11）。

這樣的結果與台灣相仿，在台灣被診斷ADHD的孩子百分之六十七接受藥物治療，而美國則是百分之六十二。由此可知，ADHD藥物並未被過度的浮濫使用。坊間一些異議人士認為，很多好動小孩都被老師們逼去診所吃藥是天大的誤解，從單純的數據就可以知道不是這麼一回事。這些莫名其妙的宗教團體與倡議人士，總是要將台灣描繪成一個魔幻之島，總覺得藥物濫用的程度已經到了無可復加的地步。

但，事實並非如此。

註1-6 共病是指兩個疾病同時都存在，就像是高血壓和糖尿病可以同時出現，ADHD和學習障礙也可以同時存在。但不是A被否定就一定是B，這是很簡單的邏輯問題。

註1-7 你說為何不多聘一點人，聘雇多少人說來是按照醫療機構設置辦法來的，有多少病床，才能聘多少人。醫院一般只想達到低標，多聘人就是成本增加，要賺錢就是要精算成本。

註1-8 赫爾辛基宣言（Declaration of Helsinki），是做為進行人體研究時之倫理指導原則。

註1-9 巴克利教授（Russell A. Barkley）對於ADHD之用藥準則，成為許多臨床第一線工作者

衡量ADHD是否用藥的內心準則，這裡的描述參考原文書《Taking charge of ADHD：the complete, authoritative guide for parents》（頁259，一九九五年版），修改而成：

請注意，以下之原則並非完全不可更動的，需針對不同之個案有不同之調整。

1. 個案是否已完成徹底的生理及心理評估？未完成之前不建議開藥。
2. 請注意孩子的年齡。四歲以下不建議使用。因為藥物可能有較多副作用或效果較差。
3. 假如父母親是第一次求診，先以其他非藥物介入方式為主。若個案的狀況非常嚴重，且父母無法參與孩童之行為訓練，用藥為最可行之療法。
4. 須考慮孩子目前的不良行為有多嚴重？當孩子的行為是難以控制或令人痛苦，藥物可能是處理危機最快、最有效的方法。當其他治療方式取得進展，可以採取一些措施來減少或終止藥物治療，但這不一定總是可行的。
5. 父母能否負擔得起藥物治療與後續的門診追蹤花費？
6. 父母能否充分監督孩子的用藥，並且防止濫用發生。
7. 父母對於用藥的態度為何？若反對用藥，請不要讓醫生施加用藥壓力，迫使家長一定要配合。家長可能無法全心全意配合藥物治療。
8. 家族中是否有藥物濫用的親戚？如果藥物有可能被非法使用或被賣掉的話，不應開立相關藥物。
9. 個案是否有合併其他精神疾病，如抽動、精神病症、思考障礙等問題？如果有的話，興奮劑也不適合開立。
10. 個案是否有抱怨焦慮、害怕或其他身體抱怨？有的話抗焦慮劑或抗鬱劑比興奮劑合適。

11. 醫生是否有足夠時間監控藥物的效果？除了找尋個案最佳治療劑量之外，也需定期評估是否有藥物副作用。如果狀況穩定也需每三到六個月回診一次，進行藥物監測。

12. 孩子對於藥物及其他替代方案有何看法？對於大一點的兒童與青少年，充分解釋藥物為何需要使用、如何服用是非常重要的。假如兒童抗拒用藥的話，可能會用各種方法拒絕服用。

註1-10 出自二〇一九年出版的《2030兒童醫療與健康政策建言書》。

註1-11 這是美國疾病管制局的資料，詳情請見https://www.cdc.gov/ncbddd/ADHD/data.html

CHAPTER 2

過動兒的治療

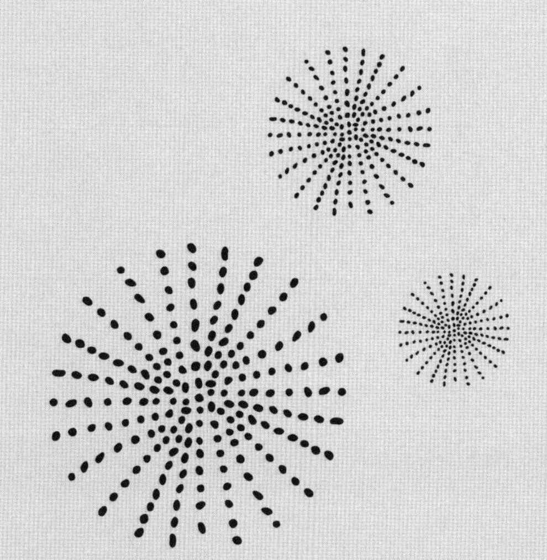

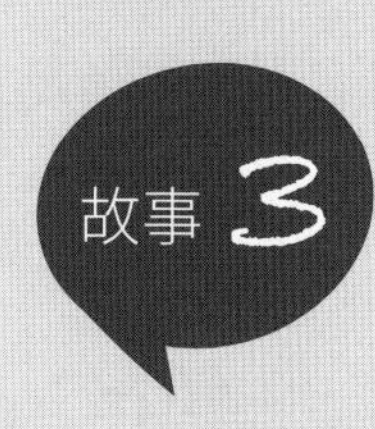

ADHD可以嚴重到什麼程度?

ADHD如果都沒有評估或治療的話，到底會嚴重到什麼程度？這是我們在外演講時，經常遇到的問題。

這裡舉一個小例子，來說明嚴重狀況會到什麼境界。之前在醫院工作時，曾和實習學生遇到一位名叫小華的孩子。小華就讀小學三年級，因父母無法照顧，安置在機構裡。機構老師發現小華完全靜不下心，連乖乖坐在椅子上三分鐘都有困難。每次寫作業都是一場拉鋸戰，沒寫兩個字，目光就被旁邊的事物拉走，從掛飾到擺設，從地上的紙屑到窗外的聲響，每個風吹草動都可以吸引他的注意力，就是不寫功課。學校老師已經呈現放棄狀態，只要學生有來上學就好，至於他要做什麼就隨便他了，但求不要鬧事就好。

到了心理衡鑑時間，機構老師與小華一起前來。老師一到先把我們拉到一邊，偷偷告訴我們，如果他不配合就算了，因為他很可能會趁機鬧事。我表示理解，並說明我們知道該怎麼處理。小華一進入測驗室，對於任何寒暄、問候都沒有反應。實習學生這時已經覺得不妙了，這確實是棘手個案。開始施測智力測驗時，小華對於任何測試不是沒有反應，就是隨意做做，一開始的積木測驗，甚至一把將部分積木掃到地上去。你可以深刻感受他要爆炸了，我在一旁角落坐著，東西都先放下來，已經準備好要怎麼應對他了。

說時遲，那時快，他一站起來就順手把桌子翻倒，發出巨大聲響，桌上的東西都掉滿地，下一步開門就衝出去。我回頭確認實習生沒受傷，先協助將桌子扶起，請學生將東西收一收，然後開門去找老師說明。我跟老師說，應該不用追，他不打算做測試了，追回來也是不配合。我們會在報告裡說明整個狀況，請老師直接把他送回學校上課，如果沒找到人，再跟我們聯絡。後來老師傳回消息，小華沒有走遠，就在大門口外閒晃，他自己也知道沒車子回不去，所以沒有真的跑走。

因此，嚴重的ADHD沒有經過診斷與治療的狀態就是這樣，隨時都可能爆發，每到一個地方就是吵鬧一番，所有師長都知道這號人物。撐著不治療，就是周邊的人受苦受難。當然危急時刻，還是要考慮先使用藥物，等到情況較穩定之後，再加入其他心理治療。

哪些藥物可用於治療ＡＤＨＤ

由世界上各地政府監管機構確定，有幾種藥物對治療ＡＤＨＤ是安全有效的，他們都通過隨機對照臨床試驗，也都有詳細的治療指引。興奮劑藥物有派醋甲酯類（商品名：利他能、專思達、利長能）和安非他命類（商品名：Adderall，台灣未核准上市）。非興奮劑藥物為阿托莫西汀（atomoxetine，非中樞神經興奮劑，商品名：思銳）、緩釋可樂定（extended release clonidine，商品名：降保適，可單獨使用，也可跟上述藥物併用）、緩釋胍法辛（extended release guanfacine，台灣未核准上市）。對於醫師而言，非興奮劑藥物為二線用藥，首選都是興奮劑藥物的利他能和專思達，若真的對此藥物反應不佳，才會考慮二線藥物（相關研究請見附錄Ｄ）。

透過自然觀察法看藥物對ADHD症狀的影響

自然觀察法是研究中的一種方法，主要是直接觀察現實世界的後果，而不做任何實驗室的操弄。像是觀察個案的外顯行為，這些在外面的各種行為不可能進行任何實驗室的操作，只能直接去收集這些資料，如在校成績變化、犯罪率、受傷次數等等。

先說說結論。使用藥物治療ADHD可讓個案總成績增加、完成高中學歷的個案數也增加，下降或減少的項目包含犯罪率、受傷、意外傷害、創傷性腦傷、骨折風險、因創傷急診入院、嚴重運輸風險事故（也就是俗稱的車禍）、性病感染、憂鬱症發生率、自殺相關事件、自殺風險、藥物濫用比率、少女懷孕、總死亡率、燒傷風險等。隨意停藥會造成平均成績下降、生活品質惡化。

這裡要特別說明的是關於藥物濫用之事，先前許多家長都誤傳，認為服用利他能會讓大腦容易對其他非法藥物上癮，但事實並非如此，興奮劑藥物並不會增加酒精、尼古丁、古柯鹼、大麻濫用或依賴的風險，坊間所傳乃無稽之談（相關研究請見附錄E）。

ADHD藥物的副作用

這一題我相信非常多父母都想要了解，我在執業生涯中也經常被反覆問到這個問題：到底ADHD藥物的副作用為何？

需要先說明的是，藥物的副作用並不是每一個人都會出現。大部分服用興奮劑藥物，其副作用都很輕微，隨著藥物代謝就可能消失不見。長期穩定服用之下，副作用會逐漸減少。

從結果來看，ADHD的藥物確實可能降低總睡眠時間，也會延遲入睡時間，睡眠效率會略有下降。針對此副作用，最佳的改善方式，就是將藥物移到早上服用，中午若要服用的話，也以短效的利他能為主，在入睡之時，藥物已經代謝得差不多了，對於睡眠的影響也會降到最低。

食欲減低、體重下降、腹痛都是可能發生的副作用。身高在用藥時稍矮，但可在停藥後加速生長，補償回來。心臟血管風險雖然罕見，但在病史確認時也要小心謹慎。全因死亡風險、心臟病發作、中風、自殺企圖、罹患精神病都與興奮劑藥物無關。懷孕婦女服用，可能導致嬰兒心臟畸形的風險升高，因此懷孕時期不建議使用。另外，也不建議成年人使用阿托莫西汀，因為風險效益分析很差，在台灣的成年人就只能使用興奮劑藥物（相關研究請見附錄F）。

興奮劑濫用與轉移

興奮劑藥物被濫用之事時有聽聞。但是否在台灣發生仍未受到證實，至少上得了檯面的媒體未曾報導過類似事件。個人推測如果真的曾發生過，以台灣媒體嗜血的性格肯定不會放過。但國外媒體的確偶爾會報導相關事件（註

2-1），如美國有上市的Adderall。（註2-2）

濫用興奮劑藥物或許短期內有一些好處，但長期而言會有種種害處，在沒有醫生監控的情況下，可能導致憂鬱、情緒不穩（因缺乏睡眠而引起）、心律不整、精神失常，停藥期間也會出現急性衰竭反應，也就是突然失去藥物時，精神委靡起來，像電池快耗盡的電動娃娃一般，費盡力氣才能垂死掙扎一樣。

大家可能會想說，那直接去精神科騙一些藥物是否可行，反正精神症狀以口述居多。我們先前在門診的經驗是，想要順利把藥騙到手沒有這麼容易。我們曾遇過一個外國人，以為台灣的健保非常寬鬆，一到門診就說要拿利他能就行，醫師當然知道對方想什麼，立刻就說那先排個心理評估看看，但大約要排三個星期之後。三週後，個案自動消失，根本不敢來評估。由此大致可以推論，個案跑了很多家醫院都碰壁，沒有立即拿到藥，因為要做心理評估第一要排隊、第二要時間，單次評估至少要做兩、三個小時，在這個過程中可能會被識破（或者更精確地說，是藥癮已經發作，等不了這麼久）。因此，兒心科或精神科醫生如果聽到來初診的個案，一開口就說要拿興奮劑藥物，警戒雷達自動響起，都會有志一同地回應，那先轉給臨床心理師進行心理評估看看如何。如果真的有困難，醫師自然會依照心理評估的報告結果，開立合適的藥物（相關研究請見附錄G）。

ADHD的非藥物療法

針對ADHD的非藥物療法，網路上有許多未經測試或是已經確認沒有效果的方法，但是家長總是希望有更好、更快速的方式，而我們總是不停地被詢問哪一種方法最有效。這一節就好好來談談哪些非藥物療法能通過科學實證的考驗。

這裡還是要先說明，這邊所討論的都是針對ADHD的療法，並不討論這些治療方法在其他精神疾病的功效。有一些治療方法，對A這個疾病有效，但不見得在B這個疾病就有效，這是非常簡單的邏輯問題，希望讀者們可以明白。另外，目前研究的方式，多是以治療執行之後ADHD的症狀減少來看。但要進一步理解的是，單一治療方法如果無法減低症狀干擾，並不代表使用在其他目的上就沒有功用，它可能可以增加生活適應或社交能力，但是症狀還是持續存在。再者，研究的執行，都是有時間或方法學上的限制。一個療法執行八或十二週之後，接著就要評估治療後的效果，不可能說執行幾年之後再來看成效如何，這在實務上是無法進行的。受限於種種現實原因，治療後多半沒追蹤，能追蹤一年的已經是非常厲害的研究了。當然，實驗設計上本來就會設定一個可以操作的條件與環境，因此不可能在自然環境之下觀察個幾年，再來看結果如何，一般都不會這樣規劃，這是辦不到的事。因此，千萬不要拿單一個案的治療經驗，就去反駁別人都做錯了。

從結果來看，對於ADHD有效果的是**行為治療**、**認知行為治療**、**認知訓練**（主要在訓練執行功能）與**組織技巧訓練**（organizational skills training，屬行為治療的一部分，主要是如何運用本身資源，規劃未來，也可算是執行功能中的一種）。神經回饋只對注意力不足的症狀有很小功效，對於過動與全部症狀則沒有顯著影響。限制食用合成色素只有小幅減少ADHD有關症狀。服用Omega-3脂肪酸補充劑的改善也很微小，沒有一致性的結果。不健康的飲食習慣和ＡＤＨＤ的症狀有關聯，主要是與注意力不足的症狀有相關，但其相關性很小（註2-3），主要的影響來自添加糖分高的食物上。但過動／衝動症狀與不健康的飲食習慣相關較弱，與添加糖分高的食物統計上甚至是微不足道的。其他的療法，如冥想、社交技巧訓練、工作記憶訓練、運動對ＡＤＨＤ的症狀皆無顯著影響，運動能改善的是讓焦慮和憂鬱顯著減少。

關於運動的部分，許多家長都會有疑問，有部分醫事人員確實會在門診中建議過動兒多運動，有足夠的運動、精力消散之後，就比較能穩定完成後續需要安靜坐下的功課。在一些孩子身上的確是有幫助的，但臨床上也確實有一些孩子雖有運動但沒有效果的。先前最有名的單一個案，就是美國游泳名將菲爾普斯（Michael Phelps，也是知名的ＡＤＨＤ患者），雖然他持續進行各種游泳方面的訓練，但也曾因吸食大麻、酒駕被捕。因此在整合性的研究之下，很可能運動效果就被平衡掉了，無法凸顯出來。再進一步去確認後設研究之結果，可知道運動可以使動作技巧有所進步，但過動／衝動症狀、注意力不足症狀只有些許進步，但都還不到有統計上顯著。因此，目前看來運動只有表面效度（註 2-4），是否有更進一步的影響，仍需持續研究（相關研究請見附錄 H）。

如何設定ＡＤＨＤ的治療目標

在討論ＡＤＨＤ怎麼治療之前，應該先釐清如何設定治療的目標。

一般能訂的目標可大可小，最重要的是，要可以達到、可以執行。如果設定的目標是個案完全康復，那必須很坦白地說，在現今醫療系統下是不可能辦到的事，因為光要定義何謂復原或康復，就是一件令人頭痛的事。人到底有沒有完全復原的可能？如果是真正的專家，會認真地先跟你討論什麼是康復？但問題是，康復不是簡單「好了」兩字可以帶過，沒有任何病痛、沒有任何症狀就是好了嗎？只要稍有年紀的人，都可以明白，這樣的目標只是想像，根本毫無達成的可能性。人有各種病痛，那麼在治療之下他會全好嗎？想必非常難。

回到精神疾病或心理疾病也是如此。ＡＤＨＤ要治療到什麼程度才叫做康復？完全復原？不需要他人協助？還是有一點點症狀？與疾病共存？有時也需要他人提醒？我相信執業時間越久，越能理解醫療用語「緩解」的意義，我們不會說他完全康復、完全好了，而是說症狀逐漸減少中，或許減到不影響日常生活、不影響社會職業功能，就是一種成功了。

因此，怎麼設定治療目標變得異常重要。不管是家長或是醫療人員，說來都要花一些時間溝通清楚，到底希望個案達到什麼短期目標。當然，可能在短期目標上就需要工作許久，可能四次治療時段都還在磨合，家長總是希望治療可以一日千里，進展神速。但現實常常是殘酷的，可能做完一個療程三個月或半年，個案仍舊進展有限，更別說要達成什麼可見的目標了。

當然，長期目標也可以跟家長說明，了解可能進展到什麼程度。但無論如何，總要有短期目標支撐，不然永遠是空中樓閣。若以ADHD來看，我們會先了解個案的嚴重程度，若是較為輕微的狀態，一般短期目標經常是讓個案可以好好坐在位子上十分鐘（對的，你沒看錯，能有十分鐘就是不錯的成果了），然後慢慢往三十分鐘、一節課的方向努力。絕不可能一下子就設定要安靜端坐在座位上一整天，這無異是緣木求魚。

如果是更加嚴重的狀態，個案整天都處於高速轉動、永不停歇的狀況，可能必須藥物與行為治療同時進行，才可能好好實行心理治療。很多時候我可以理解臨床心理師的力不從心，因為治療效果有限，家長經常有負面反饋，可能就會出言不遜。但沒有顯而易見的效果並不代表完全無效，因為經過治療，個案的組織能力、社交行為、執行功能可能會變好，但父母未必察覺到這樣的改變。因此，怎麼樣讓家長理解、感受這種改變，變成一個更重要的課題。

另外，療程長短也是需要考量的重點，因為目前多數醫院健保的心理治療，皆有時間限制，可能是三個月或半年（十二次或二十四次）。在這樣的情況之下，目標自然不可能訂得太過遠大，只能在有限時間之內達到一個可見的改變。若是自費的情況，療程雖然可以比較長，但也是會有截止的一天。因此，如何設定合宜的治療目標，好好地跟家長個案解釋清楚，是臨床心理師必然要面對的課題。

ADHD的行為治療準則

行為治療乍聽之下好像很容易，很多家長立即的反應就是：「那就是不乖就打下去的意思嘛，不用說太多我也會。」但問題是採用體罰的方式，認真說來只是行為治療中的一小部分，甚至是不被建議使用的一部分。行為治療能否成功，說坦白地，父母的理解與態度就是成敗的關鍵，如果家長不能好好理解，好好運用，很快地就只能落入打罵教育的窠臼之中。

因此，這裡還是要簡單說明一下行為治療的準則。行為治療要做得好，最基本的能力就是觀察——觀察自然環境之下，單一行為出現的頻率。接著要清楚定義目標行為為何，這裡以「用餐後刷牙」當成例子。要養成一個習慣，就是要讓刺激與反應形成一個穩定連結，刺激出現，自然有反應。若是希望用餐後就會去刷牙，應該將此行為定義成「用完餐、離開座位時，接著就到浴室刷牙」。如果還是覺得這樣太困難，那就調整成「用完餐、離開座位，提醒後就到浴室刷牙」。最好行為界定清楚明白，才容易執行。

下一步就是觀察「用完餐、離開座位，提醒後就到浴室刷牙」出現的次數。通常會讓父母抓狂的，就是提醒後還是沒有動作，一樣在原處不動。那就先觀察一週，假設週一到週五早餐晚餐在家裡吃，六日先暫時跳過，那就是十餐。到底這十餐後，會有幾次刷牙出現。如果是兩次，那就很清楚基準線就在這邊。

接著要引入「操作制約」的概念，當刺激出現時（用完餐、離開座位就提醒孩子），有適當的反應作為（孩子就到浴室刷牙）。操作制約的意思，就是出現正確的行為時，就要給予適當的回饋；有正確的表現，就會立刻有鼓勵。當然這個鼓勵可以先跟孩子好好討論，如看影片五分鐘或玩兩次撲克牌等。有時，許多父母掙扎的地方在於回饋要怎麼訂定，或者更精確地說，不願意給任何回饋，認為這是應該要做到的事情，認為小孩應該是天生的完人，只要教過一次立刻就懂並且終生執行。但困難的地方也是在這裡，大人態度上如何面對孩子成為關鍵，如果不是抱著「人一能之，己百之」的心態，循循善誘還在成長的小孩，失敗的可能性就會變大。

另外，回饋物的選取，應以正向回饋為主，而不是採用「沒做到就扣分」的方式。大家從小都考過試就可以明白，從一百分往下扣的感覺如何，小孩若是一直沉浸在扣分地獄之中，最後顯然會變成負分，讓整個機制分崩離析。另外，也不要用三餐與關愛來當成回饋，這些東西都是人類的基本需求，千萬不要以沒做到就不能吃飯、父母就不愛你了，這種會造成生理或心理上傷害的方式來操弄孩子。基本的溫飽與愛都是人類生存的要件，如果要拿這種方式來改進小孩的行為，那只會製造憤恨、怨懟的下一代，不要也罷。

等到孩子漸長，再慢慢從物質回饋進階到心理回饋，甚至回饋也可以慢慢淡出，如此我們才能說這一項行為已經變成一個習慣，內化成人生的一部分。這樣的習慣養成，短則半年，長則經年，確實不是件容易的事。這是在有空間有餘裕之下，才可能建立的，也是父母與小孩需要慢慢磨合的地方。

使用「代幣制度」的技巧

代幣制度是行為治療中的一項技術，很多家長在家裡都會用這樣的方式來導正孩子的行為，希望小孩的正向行為變多，負向行為變少。但多數家庭實行起來經常遇到困難，也不知如何改善，最後只好虎頭蛇尾、不了了之。

代幣制度最基本的原則，就是太小的小孩不要用。教科書上說最好四歲以上，但實際運用上建議六歲以上再說。因為太小的孩子無法延宕其滿足，現在有好表現就現在給予回饋，不要等到三天、五天後才給。太慢給予，小孩已經忘記為什麼會有這個回饋了，想藉此強化他的正向行為是不可能的事。比較小的小孩如果真要這樣玩，最好不要搞得太複雜，先從單一好行為開始，可更換的東西也要盡量簡單明白。如果不盡量淺白的話，最後玩不下去的通常是大人。

假如真要執行代幣制度，最好通盤規劃好再開始。因為沒有先定義清楚什麼是好行為，自然在日常生活中就很難很快標定出來。有困難標認出來，當然就會讓小孩有討價還價的空間。接著可能就會掉入爭論的迴圈之中，每天都只是在跟小孩爭吵：「這個行為不是」、「這個行為不算」、「這個行為先前沒講」、「之前說的不是這樣的意思」。

舉個簡單的例子，家中若有兩個以上的小孩，經常出現打架行為。如果想讓這個行為減少，就要說明清楚「整天不要打妹妹」是什麼意思？不小心碰到算不算？小孩子在走路、拿東西的過程確實有可能因為一不小心而碰到他人，那妹妹也可能因為小小的碰觸，就出現過當的反應。在那個當口，大人若一時不察，就可能誤會小孩。沒有定義清楚肯定是失敗的根源，孩子在整個過程中，只學到如何跟大人爭辯，本來想要消除打妹妹這個壞行為的，卻因而多出一個令大人困擾不已的不當行為。

如何設定工作點值與獎勵清單

不管是使用點數、星星或好寶寶貼紙，要清楚知道點數與可換的東西不要差距太大。如果累積一段時間，還是只能換到一些糖果、餅乾的話，久而久之小孩通常毫無動力可以持續下去。他們慢慢也會知道，這是大人設定的騙局，不是真心想要回饋孩子的（註 2-5）。

大家冷靜下來想想，一天表現很好若只能得到五點，但是獎勵清單上面的好東西，都要五十點（在隨選平台訂閱一片想看的影片，以表 2-1 為例）甚至一百點（買一個五十元的玩具）以上，那就是要連續十天或二十天都要天天表現良好。這樣的設定想也知道不可能達成，最有可能的情況是一個月下來，一次影片都看不到，玩具也買不了。不要忘了，小孩子不像大人，可以很有耐力的儲存點數下去。他們可能撐不到三天，就把全部的點數都拿去換汽水、冰棒、打電動了。更不用說獎勵清單上面那些兩三百點的東西了，這輩子別想在朋友家過夜（一百點），也不用想要去電影院看電影了（三百點）。如果落差很大，怎麼樣都換不到他想要的東西，最後整個制度只有走向崩潰一途。

因此，在整個設計上，正向行為一定要有難易之分，簡單的行為給一到五點，中等困難的給六到十點，非常困難的給二十五點以上。下面舉一個改寫過的例子（見表2-1）給大家看，簡單的事情如自己穿衣服、用完餐刷牙、吃早餐等等，就給五點以下；比較困難的如倒垃圾、整理床鋪就要十點了；最困難的事情，如說好話、十點上床睡覺、完成回家作業等等，就要給到二十五點。

設定好工作點值後，接下來要考慮的是獎勵物品有哪些。切記切記，獎勵品中一定要包含普通獎勵與特別獎勵，普通獎就是一些比較容易達成的，如一罐兩百五十毫升的飲料（兩點）、棒棒糖一支（五點）、冰淇淋（十點）等等。特別獎則是日常生活不會出現的東西，如在隨選平台訂閱一片想看的影片（五十點）、選擇要吃什麼晚餐（五十點）、去電影院看電影（三百點）。

表2-1　工作點值與獎勵換算表（適用六到八歲的孩子）

好行為	點數	可更換的東西	點數
吃早餐	1	飲料（250ml）	2
準時起床	2	餅乾一份	5
用完餐刷牙	2	棒棒糖	5
自己穿衣服	3	冰淇淋	10
將髒衣服拿到洗衣籃	3	糖果	15
將碗盤放到水槽	4	打15分鐘電動	15
整理書包	5	看半小時電視	15
倒垃圾	10	點心一份	20
整理床鋪	10	在隨選平台訂閱一片想看的影片	50
收疊衣服	10	選擇要吃什麼晚餐	50
十點上床睡覺	25	在朋友家過夜	100
完成回家作業	25	去電影院看電影	300

良好的設定是代幣制度成功的關鍵

到底要如何拿捏特別獎出現的頻率？這是家長常常遇到的困難。其實簡單的算術就可以讓我們知道如何解決。首先，我們算算孩子一天都表現普通的話，大約可以得到幾點。若以該表計算的話，大約是二十點。我們鼓勵孩子在更換獎品時，大約一半拿來換普通獎，另外一半先放著等待換特別獎。所以如果特別獎「在隨選平台訂閱一片想看的影片」五天發生一次，是父母可以接受的頻率的話，那就是將一半的點數乘以五，也就是設定成五十點。在實行初期，最好是工作點值提升，特殊獎勵不要設定太長，才有可能讓孩子知道這是可長可久的打算。

執行的時候也要用簡單明白的方式，讓小孩知道自己已經得到多少點數，通常是好行為發生之後馬上就記下來，每天晚上睡覺前結算一次，讓小孩知道整天的狀況。另外，更換時間點與更換方式也要固定，如每天晚餐後是放鬆時間，就選擇該時段換取獎品。整個制度容許有調整空間，一開始大約兩個星期就要與小孩好好討論一次，調整好行為與獎品之間的關係。等已經穩定實行一段時間之後，再考慮一個月調整一次。

代幣制度成功的關鍵，在於良好的設定與家長的耐心。如果父母的內心一直抱持著否定態度，隨意的計畫，也不按表回饋，很快就會陷入進退兩難的局面。小孩本是「生物人」，慢慢才會進步成「社會人」，倉廩實而知禮節，衣食足而知榮辱，吃飽喝足之後才有可能進一步顧慮到精神層面，這是亙古不變的道理。

ADHD行爲治療的限制

不管是藥物或非藥物治療都有其局限，不可能毫無限制，行為治療也是如此。以下主要討論ＡＤＨＤ個案若使用行為治療的話，可能會遇到的幾個限制：

1. 行為治療是否有效與父母的參與度有極大關係。對於兒童而言，父母是最大的外控機制。如果這個機制無法前後一致，效果很快就會遞減。或是父母兩人不同調，功效也很快就會消失。因此若是採用行為治療的方式，心理師一定會花費較多時間與父母討論，不好好詳細討論的話，在家根本無法執行。在治療的情境之下，小孩的行為可能很快就改善了，但一回到家很快就打回原形。

2. 父母在治療期程中所學到的策略與方法，要積極實施才有功效。或許在治療過程中，個案的症狀在心理師的監控之下已經逐漸減輕，父母也有較大的意願與心理師配合、討論。但是當治療結束時，若家長沒有繼續施行相關策略，治療效果通常六到十二個月後就會逐步遞減，甚至完全消失。

3. 即使使用行為治療的策略與方法，父母還是無法導正孩子的問題行為。這是非常有可能的事，家長雖然參與了整個過程，但還是無法修正孩子的問題。即使經過治療，症狀還是殘存。事實上，在父母參與行為治療的情況下只有大約四分之一的ＡＤＨＤ個案，其行為不再符合診斷標準。

4. 青少年使用行為治療的效果常常不如兒童。當父母對於個案的環境有高度控制時，治療效果才會比較快顯現。青少年活動能力較佳，也經常脫離父母掌控，可以想見效果通常出不來。對於越大的孩子，心理師的治療重心可能要轉換成親職教育，將訓練父母的重點放在問題解決或是溝通方式的改變。如果家長可以採用正向管教的方式，不再使用諷刺、批評、大吼大叫、酸言酸語，或許可以改善親子關係，進而減少問題行為的出現。

個人覺得理解這些極限是有好處的，凡事都有限制，不可能無止無盡。抱持某一種治療方法是萬能的，反而是不切實際的事。

懲罰和飲食控制可以改善ADHD嗎？

懲罰是很多大人很愛用的方法，「做錯事，就打下去啊！」「做錯了，就處罰他！」等等，很多人都很習慣這樣的方式，甚至要求學校、安親班也要比照辦理，希望用處罰的方式就可處理所有的過錯。

小孩做錯了一件事情，假設是弄壞了一件玩具好了。家長首先要教導孩子的是，好好地負起責任。所謂的「負責」是對整件事情做到自己所能做到的，肩負起應做之事。很多人以為那道歉就好了，但是道歉說穿了只是最基本的東西罷了，有的人口口聲聲說道歉，可是態度上並無道歉之意，這種口是心非的道歉未免也太過廉價了。家長們錯誤的觀念，肯定會影響小孩，很多大人教小孩：「你就說句對不起吧！」小孩只能很快地心不甘情不願說了對不起，但說是說了，心裡可沒有要真心道歉的打算，其實這樣並無助於負責。接著，大多數家長下一步就是懲罰小孩。我們完全掉入「不打不成器」的錯誤迷思之中，心裡想著只要處罰孩子，孩子就會變乖，各種處罰方式順勢出籠，罰站、罰跪、罰跑操場、打你三下、勞動服務，甚至連罰寫課文都跑出來了。但這些懲罰跟弄壞玩具有什麼關係呢？仔細想想這跟小孩做錯的事情，一點關係也沒有。

我們的確常常在做一件徒勞無功的事。

處罰只會得到反效果

事實上，處罰並無任何實質的幫助，也沒有任何效用，甚至造成反效果。大部分受到體罰的小孩只學到「使用暴力」這件事，其他該學的反而沒學到。被懲罰的小孩，常陷入哭泣和生氣之中。在這樣的情緒之下，要解釋或教導小孩為何做錯了，根本是不可能的事。我們本來要說明何謂不適當的行為、替代的行為是什麼、如何用合作的方式取代爭搶與對抗。但因體罰而生氣或痛苦的孩子，整個人沉浸於憤恨、敵意之中，本來可以學習的機會就這樣錯失了。

另外，體罰到後來會越演越烈，你只打小孩一下，小孩已經不會怕了，接著，你可能要打很多下，最後打到棍子斷掉、衣架變形、皮帶掉漆、塑膠水管斷裂了，小孩才會怕。但是這種體罰程度，已經嚴重傷害兒童的身體，可說是兒童虐待了。我們常在新聞報導上看到滿身傷痕的孩子，可能就是這樣來的。

也有很多大人認為「讚美」或「說理」沒有任何用處。原因是什麼呢？是因為使用體罰的大人，長久下來已經被歸類為恐怖的大人。你的存在，變成了嫌惡刺激、討厭的存在。你要說甚麼話，只會被當成耳邊風而已，孩子一點都不想聽進去。讚美會有用，說理會有效，是因為小孩喜歡你這個大人。他願意尊敬你，正向的行為改變才會發生。為什麼溫柔的老師所上的課，我們會有意願學習，因為我們喜歡他（她），促使我們更想要學得好；反觀嚴厲的老師，少一分打一下，讓我們倒盡了胃口。想念好這一科？門都沒有。道理就是這麼簡單。

因此，做錯了事情，教導小孩負起責任才是最重要的。弄壞了玩具，除了誠心誠意的道歉之外，還要想辦法彌補做錯的事，如修補好這個玩具、無法修補能否有替代方案等等。這就跟大人出了車禍意外一樣，可不是道歉就能了事的。後續還要到醫院探視對方（有道歉的意涵）、雙方約定和解事宜（裡面包含醫療費用、修理費用之分擔）、保險金的理賠等等。做錯了事情，學到如何負起責任，才能將錯誤引導成學習的契機，並讓小孩預演如何進入公民社會。能做到上述原則，懲罰或體罰也就沒有存在的必要了。

飲食控制對改善ADHD助益有限

有一些家長認為特定的食物或食品添加物會加劇過動與衝動的症狀。仔細爬梳這種觀點出自何方，最早可以追溯到一九七三年。此觀點是由美國兒童過敏科醫師班傑明．費恩戈德（Benjamin Feingold）提出，他認為含有人工防腐劑、人工色素、人工香料、乳製品、小麥製品、水楊酸的食物（如蘋果、莓果類——台灣常見的是草莓、蔓越莓、桑葚、綠色辣椒、柑橘類、番茄等）。他宣稱孩子只要限用以上所提到的這些食物，就可以減少ＡＤＨＤ的症狀。

但大家一看就可以明白，這種包山包海的限制，通常很難在科學上找到支持的證據。試想人在美國，如果都不吃乳製品與小麥製品，那到底能吃什麼？況且，一種食物經常含有上百種成分，到底其中哪一種成分導致不良效果，常常支持此一論點的人自己也說不明白。

這樣的主張，到底依據是什麼？通常這些提出者也很難說清楚。前幾年曾經風行一時的「無麩質飲食」也是如此，到頭來對於一般人根本沒什麼益處，也很難得到正面的結果。我們先前談過禁糖能否減少ＡＤＨＤ的症狀，仍有很多疑問也是如此。

限用某類食物的主張會出現問題，在於這一類的食物研究在方法學上經常出現重大瑕疵。這些研究在招募參與者時，多數未經過隨機分派的程序，也就是參加的人並未隨機分配組別。再者，這些研究的觀察結果，經常依賴父母或志工，可能在記錄上會出現缺失。家長常常特別記錄有影響的部分，「小孩吃完某些特殊食物就出現症狀」，但沒有問題的時候經常忽略不計。這樣的效果可說是來自「安慰劑效應」，只要父母預料不吃某些食物，功效就會出現。有效的部分經常來自過敏兒，他們本來就對某些食物較為敏感，當停用這些食物時，效果立刻顯現。但要這樣就推論到全部的孩子身上，仍有很大的疑慮。

對於多數的孩子而言，食物控制這種方式，其效益很小，甚至沒有效果，只是搞到全家人仰馬翻、散盡錢財而已。有時候，為了要不要吃某些食物，小孩與家長經常處於開戰狀態，因為這樣而起的情緒對抗，反而耗費雙方不少精力。最後，或許孩子們表面上屈服了，但是在父母看不見的地方，反而肆無忌憚地吃下這些父母認為不好的食物。

治療的力量——ADHD治療個案解說

在臨床心理師執業生涯中，手中肯定接手過好些ADHD的個案。這裡分享一個很棘手、當時所有人都認為可以放棄的案例。但是，好險，那時我堅持下去（因牽涉到個案隱私，相關細節已經過變造，勿對號入座）。

個案小傑自小就是一個過動兒，從小一開始就接受藥物治療。小學前兩年與學校算是相安無事，雖然偶爾會出差錯，但那些小誤差就跟一般過動兒一樣，不會多到哪裡去。主要狀況出在小三，因為升上小三，學校又全部重新分班，新的導師對於個案的狀況並不了解，只覺得個案常常找麻煩，對於不喜歡的課，就弄出聲響吸引他人注意。與同學相處也不佳，常因小事就動手、吵架，時常鬧到班上不得安寧。導師的作法就是一般的處理方式，認為個案不應有特殊待遇，有過錯就處罰到底，不想因為個案而有特別調整。但是這樣的作法常常得到反效果，師生關係越來越緊繃，個案到後來不管什麼事情都用鬧的就好，每次都弄到僵持不下，搞到全校皆知。最後導師認為無法處理，就直接通知母親到校帶回。

這裡不是要怪罪於老師，老師們常常處於資源不足的狀態，對於身心特殊兒童也無法進一步了解，誤以為外表看不見，就無任何心理問題。老師處理糾紛時，常常落入公平與否的盲點。但是因材施教才是教育的本意，針對不同的小孩本來就應有不同處理。

就這樣反覆了一陣子，學生終於等到治療的順位，開始在我手上進行心理治療。但是個案的狀況還是沒有改變，每次母親都花很多時間討論個案在學校又闖了什麼禍、與老師又怎麼衝突，什麼激烈的事情都好像家常便飯一樣，一下子是翻倒了多少桌子、一下子拿椅子丟傷老師、一下子又出手打了同學、一下子又弄壞別人的東西、一下子聯絡簿被寫了滿滿一頁等等。對這樣的個案，我採取了一個看似很簡單的治療大方向，但實際執行起來卻困難重重：每次個案來，先協商好今天要做什麼，完成此約定就可得到回饋並離開。

個案當然不可能每次都乖乖做到，他每次一來最常做的就是挑戰約定（跟在學校的狀況一樣），想盡辦法看能不能惹火我。但是我就是遵守約定好的事情，任憑個案吵鬧、賴皮、打自己巴掌，都不要讓自己陷入情緒之中。久而久之，個案知道討價還價沒有用，慢慢可以接受趕快做到、趕快得到回饋、趕快離開。我的用意就在這裡，任憑外在世界如何變化，他如何被同學排擠、老師討厭、學校巴不得鬼見愁快轉學，這裡還是會一如繼往地給他回饋與溫暖，只要他願意做到一些很基本的事情。他在這裡可以學會一些東西，慢慢知道這個社會有一些既定的規則，你願意遵守，就會有所回報，不管這個回報是有形還是無形的東西。

就這樣持續了六個月，個案在學校的適應問題還是沒有改善，每次幾乎都有新的事件發生要告訴我。因為受限於醫院的行政規則，我必須讓個案在不盡理想的狀態下就結案，那時也以為這算是治療不成功的個案。

但是前一陣子，我在市圖借書，剛好巧遇個案。他看到我在拿書，跑過來很有禮貌地跟我打招呼，我跟他寒暄了兩句，知道他還念同一個學校，過得還算不錯。他跟我談完之後，拿了一本書，默默走到旁邊乖乖看書去了。說真的，那時有點被嚇到，這個舉動對個案來說是多麼不容易的事，但是他卻輕易做到了。

這就是治療的力量，也是為什麼我可以繼續工作下去的理由。我們走對了方向，即使當下沒有結果，也會在不久的將來開花。以此故事與過動兒共勉，你們經過自己的努力，還是可以成為一個很棒的學生，並且慢慢長大，成為社會上有所貢獻的一份子，千萬不要太快就放棄。家長、學校、老師們應該要有所理解，不是所有身心無法調適的學生，必然只能走往死胡同，多的是有人轉了方向，就走出了自己的路。

註 2-1　ALAN SCHWARZ（二〇一二年六月九日）。Risky Rise of the Good-Grade Pill。The New York Times,取自：https://www.nytimes.com/2012/06/10/education/seeking-academic-edge-teenagers-abuse-stimulants.html

註 2-2　安非他命類藥物，商品名Adderall，請注意台灣並未核准上市。或許黑市買得到安非他命，但這並非正式管道。

註 2-3　從不超過 r=0.10，相關係數低於0.10，代表只是微弱相關或無相關，這樣的結果如果要解釋需特別小心。

註 2-4　表面效度是指，表面上看起來有用，但實際上沒有功效。

註 2-5　其實這跟最近很多商店的集點活動很像，門檻越來越高，想去好好集點的人就會變少。當所有的動漫角色都輪過一輪的時候，找不到新要素，吸引力自然會下降。回饋動機與力道都縮水了，自然想參與的人就減少很多。

CHAPTER 3

對ADHD有幫助的小技巧

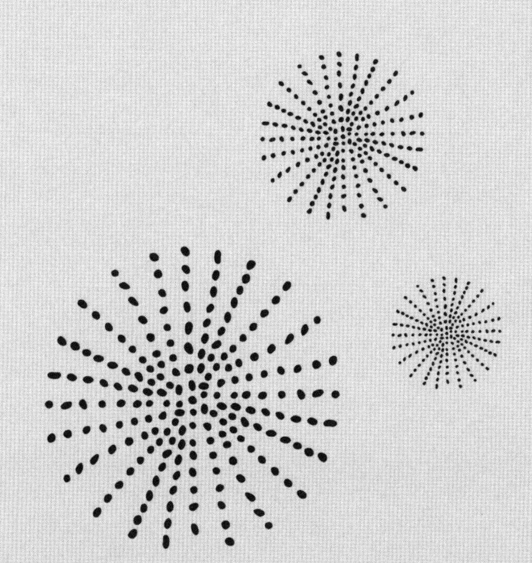

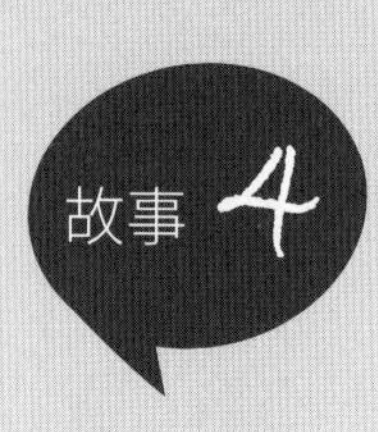

小美媽的憂慮

小美的媽媽擔心孩子已經要升高年級了，但是仍舊無法好好做事情，日常生活依舊一團混亂。學校老師常常寫聯絡簿，抱怨她在上課時常做白日夢。雖然可以坐在座位上，但就是不知道在想什麼，叫她通常也都沒有反應。

媽媽知道小美安靜內向，可以乖乖坐在椅子上聽課，也可以配合學校老師的指示，不會東張西望，但常常發呆、放空。小腦袋裡到底想什麼，外人難以得知，問她只會說沒有特別想什麼，反正就是神遊去了。在家時她的房間很亂，不會整理房間，也不注意細節，常常忘東忘西。總是到處尋找自己的物品，因為不知道放到哪裡去了。

小美媽覺得女兒的能力還不錯，但到底該怎麼規劃生活、怎麼提醒自己、怎麼整理房間和自己的書桌、日常生活應該如何調整，媽媽雖然知道這些是應該要努力的方向，卻還是一籌莫展……

小美與媽媽遇到的困難，在〈對ADHD有幫助的小技巧〉都可以獲得解答。按照這些指導，可以跟孩子一步一步討論，確認每天生活應該怎麼修正，才能在混亂中猶有秩序，慢慢走出一條生路。

找到適合自己的小技巧

年紀還小的孩子，或許比較難理解自己與他人不同，自我的形象還沒建立，也不清楚自己的優劣勢。慢慢長大後，才會發現自己擅長什麼，不擅長什麼。什麼事情可以做得比別人好，但有些不擅長的事情還是迴避為佳。有的人善於運動，有的人很會演說，有的人喜歡露營，有的人愛住飯店。我們一點一滴嘗試各種事物，慢慢型塑自己的形象，決定自己會成為什麼樣的人。

ADHD的個案發展也是如此。一開始不曉得自己為何坐不住，一直想要離開位子去做其他事情，功課沒寫兩下心思馬上跑走，手上有一個橡皮擦就可以玩上半天，根本不需要其他東西。對於感興趣的事物，可以投入大把時間，以非凡的能力，完成別人做不到的事。但如果是比較枯燥無味的課目，作業本非得被弄到面目全非不可。我們從各種成功、失敗的經驗，慢慢知道自己的極限。當遇到自己極限的狀況時，記得要求助他人，別人不是非幫忙不可，而是我們要找到適合的人來幫助自己。

我們就是這樣看到自己的長處，也接受自己的短處。在長處上盡量發揮，在短處上平穩度過就好。我們接受自己與眾不同的特性，雖然注意力經常飄移，但我們也會想出奇特的解法。這是我們的人生，我們與之共存，並且好好度過。

在這個章節裡，主要會說明各種對於ADHD個案有用的小技巧。只要好好實行，對大部分的人肯定都會有所助益，並不只限於兒童青少年才能使用。即使這些小技巧對自己沒用也沒關係，只要你找到對自己有幫助的方法就好，不見得要跟大家一樣。十歲以下的孩子，大多數都處於半獸人狀況，可能需要家長協助，才能善用這些小技巧。

因此，找到適合自己的方法才是最重要的事。每個人衝動、分心的樣態都不同，每個人平靜下來的條件也不一樣。你可以在日常生活中不斷嘗試各種小技巧，如果有用就寫下來，深入自己的腦海，每天都實行。久而久之，就會內化變成自己的一部分，這時候真正的幫助就會發生。

談到有用的技巧，很多個案的第一反應都是，我不知道什麼是有用的。那麼不妨先找個親近的人討論一下，所謂親近的人就是對你的狀況比較了解的人，可以是夫妻、伴侶、家長、手足等等。實行一種小技巧後，請他們從旁觀察變化，通常自己也會感覺到哪裡有了改變。如果是有用的、好的，就留下來繼續嘗試，如果是沒用的，先透過討論了解是不是自己哪裡誤解了，或是哪裡可以先改善，再試著使用一段時間。如此反覆檢討，慢慢就可以找到適合自己的小技巧。

ADHD的靜心練習與衝動控制訓練

先前我們已經談過，對於ADHD有效果的非藥物治療是行為治療、認知行為治療、認知訓練（主要在訓練執行功能）與組織技巧訓練（詳情請見95頁〈ADHD的非藥物療法〉）。

從目前的科學研究可知，ADHD導因於前額葉功能失調。而執行功能最主要控制的部位就是前額葉，這也是為何訓練執行功能，可以有效抑制衝動行為的道理。

因此，對於ADHD最簡單的說明方法就是「大腦的煞車功能壞掉了」，如何讓自己的大腦學會「煞車」，就能掌握最簡單的原則。那怎麼訓練煞車功能？最簡易的方法就是「讀秒練習」。「讀秒練習」有各種方法，這裡提供最簡單的一種，大家可以試試看，就知道為什麼這種練習有用。

讀秒，簡易的衝動控制訓練

先在自己的手上握著一個馬錶，接著閉上眼睛，按下馬錶的當下，自己在心理默數讀秒。當自己數到三十時，停下馬錶。這時看看馬錶就可以知道自己是不是有衝動問題。大部分的ADHD個案，數到三十時，真實的時間都在二十五秒以下。為什麼會這樣？因為等待是ADHD個案最難做到的事，他們的內心自然有一個加速器，恨不得空白時間越少越好，所以不能等待、不能忍耐就是他們最大的罩門。

試著想想ADHD每天遇到的困難與衝突，一被別人碰到，不能忍受迅速反擊；一遇到自己想要的東西，立馬跑過去搶走；一開始寫功課，立刻被各種小玩意兒吸引；一看到特別物品，馬上忘記手上的東西，彷彿東西消失於黑洞之中。

所以怎麼不讓反應立刻發生，可以適度踩下煞車，對於ADHD就是最困難的一件事。因此最簡單的訓練就是如此：先從三十秒開始，可以做到之後，再延長至六十秒。如此往下推進，九十秒、一百二十秒、一百五十秒、一百八十秒。如果一百八十秒都可以辦到，代表已經可以等待三分鐘了。下一步就是要類化到不同情境，也就是以後遇到各種事情，不會立刻就跳起來，都能等待三分鐘後再反應。光是會停下來想，就已經遠離ADHD了。

這是最簡易的衝動控制訓練，如果自己可以辦到，那很好，代表自制力很強，可以自己當自己的教練。萬一遇到困難，自己也不知道怎麼解決，那就有必要尋求醫療人員的協助。

成本最低的靜心練習法

內心浮動是ADHD個案經常遇到的困難，往往無法靜下心來做任何事情。除了服藥減低衝動行為外，其實也可以透過心理學的方法加以改善。

改善內心浮動最簡單的方式，是準備一杯熱水或熱飲，慢慢將它喝下去，內心就會平靜下來。大家可能會有疑問，怎麼可能會有這種事？難道是魔法嗎？其中機制請聽我娓娓道來。

我們立刻要將一杯熱水喝下，是不可能的事。那麼我們要怎麼喝下這麼滾燙的飲料？如果沒有其他工具，最簡單的方法，就是用自己的嘴巴慢慢吹涼。當你慢慢吹，嘗試將整杯飲料降溫，其實就是在調整自己的呼吸。為了要吹大力一點、吹長一些，我們一定是先大口深呼吸，吹一口不夠，再吹第二口。一呼一吸、一呼一吸，我們正在做深呼吸卻沒有太大的感覺，但這樣的呼吸方式，無形之中幫助自己緩和下來。

呼吸無時無刻都在發生，如果善用深呼吸，就可以讓衝動的行為稍微和緩下來，對於很多刺激不用立刻就有反應。容易焦慮的人也會因此得到助益，讓自己不合理的想像得到紓解，想法鬆動，心境自然轉彎，可以說是成本最低的靜心練習法。

ADHD在生活中可能遇到的困擾與解決之道

因為注意力變動太快，思緒奔騰，加上難以專注，又無法有效掌控情緒，ADHD個案在日常生活中不可避免會碰到各種問題，狀況百出。在此文章中我們試著整理出ADHD可能在生活中遇到的各種困擾與難處，分析背後的原因，並提出相應的解決之道，只要懂得使用這把金鑰匙，就能順利解鎖各個關卡。

困擾一：忘東忘西

因為思緒飄忽的關係，ADHD個案最大的困擾就是忘東忘西。怎麼讓自己記住，真是千古難題。

提示自己的方法有很多種，大家最希望的是像動畫片那樣，有一個雲朵框框飄在自己的頭上，想要知道寫了什麼，抬頭去看就行了。但這畢竟只是動畫片或科幻片中的產物，沒有辦法落實。

解決之道：找到適合自己的提示法

使用小紙片提示，是很多人採用的小技巧之一。找一張小紙片或便條紙，寫下自己要記得的事情是什麼，放在口袋裡。回到家裡總會有坐下的時刻，就會習慣摸摸自己的口袋裡有什麼東西。如果換下長褲，也會掏掏口袋。如此總會發現藏在口袋中的小紙片，提醒自己要記得的那件事到底是什麼。但是，也有很多人抱怨紙片放在口袋裡就等於放入黑洞中，總會消失不見，因而覺得小紙片提示法不太好用。

因此有人改用手機記錄，時間到了會自動跳出來提醒。但對於有困難的人而言，這些提醒還是等於在沙灘上寫字，一陣浪打過來之後，什麼也看不見。於是有人改採寫字在手掌，除非手剁掉了，不然一定會看見。但這也有缺點，畢竟手掌的範圍就這麼大，寫幾個字就滿了，總不可能滿手都寫字吧！

總而言之，找到適用自己的方法才是最重要的，不管是小紙片、手機、寫在手上，只要具備提醒功能，適合自己，都可以嘗試看看。

困擾二：經常爽約言而無信

因為注意力不足、分心、沒有聽清楚而忘記自己已經答應過的事，或是忘記應該要做的事，也是ADHD個案經常遇到的問題。師長同學們經常質問個案，為何忘記交作業、為何爽約、為何答應過的事又忘記做。

對於這樣的問題，最簡單的方式就是書寫日程表。

解決之道：寫日程表養成查閱習慣

日程表如果是每週經常發生的事，那就寫成像功課表那樣的表單。如果是偶爾發生一次的事情，那就寫在像桌曆那樣的紀錄本上。切記，桌曆不妨找一本自己喜歡的樣式，這樣才可能時時翻閱。也有一些人採用手機日曆形式的APP，如google calendar。不管使用哪一種記錄方式，重要的是，要養成時時查看的習慣，這樣所寫的東西才能真的進入自己的日常生活中，不然只是物我兩忘，經常處於失憶狀態中。

至於如何養成查閱的習慣，可以考慮每天在同一個時間點發生，如每天上學到教室時、放學回到家坐在自己的書桌前，唯有安排在同一個時間地點，我們才可能做出相同的事，並且完成確認行動。也唯有每天發生，才可能形成良好的循環。

安排自己的行程，執行自己的行程，是成為社會人的第一個步驟。如此，我們才能自稱是一個長大的成人。

困擾三：專注時間太短暫

難以長時間專注，是ADHD個案的普遍困擾。如果需要持續專注很長一段時間的話，後半段幾乎都處於神遊、放空狀態。從小學開始，學校一節課就設定為四十五分鐘，這種時間安排對於ADHD個案非常不利，前面或許可以專心十到十五分鐘，但之後幾乎都是放飛時光，神遊太虛去了。若老師可以適時調整課堂步調、變換作業方式，對於ADHD個案而言，就是天大的喘息空間。

當孩子還小的時候，有時確實較難掌握自己的行程，每一個時段都已經被學校所律定，自由安排時間幾乎是不可能的事。我們必須先承認這個無形的框架一直都存在，然後在可以容許的範圍之內取得一個平衡。大人可以跟孩子討論什麼樣的方式可以讓自己平靜下來，如按壓紓壓球幾次、手握著絨毛小娃娃一兩分鐘、摸著心愛的貼紙等等，如此都可以幫助小孩度過漫長時光，撐過至少一節課的時間。等到下課，就可以下樓到操場盡情地奔跑個幾圈，釋放一下上課時所累積的壓力。

解決之道：妥善安排休息時間

以上是就學階段無可奈何的情境。等到長大成人之後，若可以自行安排時間，記得需要讓休息時間間隔出現，如果自己的極限是三十分鐘，那時間一到就起來走一走、喝個水、看看外面街景的變化，喘息五到十分鐘後再繼續。休息是為了走更長遠的路，這句話絕非空談。如果可以良好執行休息時間，工作效率也會變佳。

如果每次一定都要坐到一兩個小時才要休息，那後面的時間很容易就掉進黑洞之中，一回神過來可能星星月亮都出來了，下班時間也到了。若要提醒自己休息時間到了，可以用先前火紅一時的番茄鐘計時器，或設手錶、手機鬧鐘也是同樣的道理，找到自己順手好用的就好。

困擾四：太多事情湧入就當機

因為注意力短暫，ADHD個案往往無法同時掌握多件事情。如果一下子湧入太多資訊，可能就會發現他們正呈現當機狀態，什麼事情都做不了，甚至脾氣也上來了，下一秒可能就一觸即發。

因此，若發現一段時間之內要處理多樣事情，記得將這些事情全部寫下來，並排定優先順序。一次只做一件事，不需要一心多用。專心致志的做同一件事，也可以讓事情慢慢有轉圜的跡象，而不是自亂陣腳，頭無法指揮手，自己忙著打自己，可能就會在原地團團轉。

解決之道：排定優先順序一關一關往前

在事情安排的方法上，可以考慮使用三明治排序方式，先做兩三件小事，後續排一件較為困難的大事，接著再做一兩件小事，最後結束這個回合。

若以小孩的功課來看，可以先寫擅長的部分，困難的事情押後。先增加小孩完成功課的喜悅與信心，接著再來做自己都不願意面對的數學或國語，或許可以讓事情有個轉機，而非只有火車對撞這種等級的處理模式。面對紛雜而來的事情，確實有可能會心慌意亂，我們可以排定優先順序，就是幫自己劃定合適的輸送帶，只要一關一關往前，最後就可以組裝出心目中的鋼彈。

困擾五：無法掌控脾氣

ADHD個案經常會碰到的一個狀況是，有時生氣生過頭，脾氣一發不可收拾，導致物品被破壞，甚至造成周遭人身體或心理上的傷害。

因此，最好能找到可以讓自己放鬆下來的方法，不管是先離開現場、深呼吸或是跑到冷靜的角落待著。讓自己有一個小空間，先拉開一點距離，如果去附近公園走走可以讓情緒平靜下來，那就稟告身邊大人後，先行離開，但要記得一段時間後要回來，沒有什麼事情是無法解決的（說一聲是避免找不到人，找不到人，後續延伸的麻煩更大）。如果當下沒辦法出去，或是時間不合適，例如三更半夜，那就在自己的房間中找一個可以冷靜下來的角落，那裡肯定有自己心愛的東西，可以安撫面臨崩潰的情緒。

解決之道：移轉注意力緩和情緒

其實最能讓情緒冷靜下來的方法，是去做一件別的事情，把注意力轉移到別的地方去。通常一個人在做別的事情時，注意力自然會放在正要做的事情上，情緒就可以緩和一些。我們可以把事情寫下來，也可以玩一個小遊戲，或者是先前提過的喝杯熱水或熱茶。等情緒緩和之後，再跟其他人討論看看剛剛生氣的事情要怎麼解決。記得保持著一個信念，所有的事情都可以解決，天塌下來也會有高人頂著，重點是用什麼態度去面對。如果是弄壞東西，那有沒有可能修補？如果不能修補？一樣的東西大約要多少錢？如果是小孩子沒錢的話，要用什麼勞務來替代賺取。這些辦法都是可以討論的，重點是與之討論的大人，也願意試試各種解決方法。

如果是他人受到心理傷害，該怎麼彌補這件事？除了最簡單的道歉之外，有沒有可能再做其他表達歉意的方法？像是自己手做卡片、寫一封道歉信、幫對方做一件事、將某一個自己心愛的東西送給對方當成補償等等，都是可以採用的方法。端看與對方達成什麼樣的共識。

這也是在預演成人社會可能會發生的事，怎麼樣達成和解，很多時候來自我們的誠意，我們的所作所為就代表我們的誠意。如此，才可能一步一步在社會上立足。

困擾六：抓錯重點搞不清楚狀況

搞錯重點或抓不到重點，也是ＡＤＨＤ個案在與人交往過程中，可能遇到的困難，他們對於他人話語的理解，常常只聽到一小部分，而忘記別人說的那段話真正的重點在哪裡。因為本身注意力的變動太快，對於文章意義的理解也常常流於片段，而無法得知全貌，與他人對話則可能陷入瞎子摸象的感覺，因為只看到一小部分，而忽略掉整體的意思，在學習上也會遇到各種困難。

曾經看過一個小故事是這樣的：「自己想要跑步，又買不起反光外套，因此問：當你們在騎腳踏車時，看到像我這樣一身黑的穿著，會不會影響到你們的視線？還是你們其實都看得到我？」寫文章的人想表達的是，自己的衣服以黑色居多，因為想要跑步，想知道騎腳踏車的人看不看得到一身黑的自己。

但這樣一段話，在ＡＤＨＤ的個案眼中，可能會變成：「不好意思，請問一下……你看得到我嗎？」完全忽略中間所要傳達的意思。大家想想，如果發問的對象是騎腳踏車的人，騎車的人可能以為遇到瘋子了。這就是部分個案所遇到的難題，只保留頭尾，中間的敘述完全忽略，但中間其實才是陳述的重點所在。如果省略，就等於省掉要傳達的重要部分。

解決之道：手指認讀

想要改善這個問題，最簡單的方法就是「手指認讀」。在閱讀一段文字時，用手指一一指出，並且唸讀（或默讀）出來。如此就可以確認把每一個文字都看進去了，文字上的理解偏差也會降到最低。這個確認方法與日本鐵路事業的安全動作「指差確認」是相似的，其作法是用眼睛望向物品，接著用手指指著物品、口語複誦確認，心手並用的同時，也可以提高注意力，進而減少人為失誤。

閱讀理解是一項需要累積的能力，目前各級學校也亟欲培養該能力，成為各年級、各科反覆教導的重點，在各種考試時，也會針對此一部分，拿出頗具分量的題目內容。撇開考試不論，在日常生活中也經常需要閱讀理解各種文件，是一個終身不可忽視的課題。

ＡＤＨＤ如何在生活中學習鼓勵、傾聽與同理心

ＡＤＨＤ個案每天都會遇到的難題，通常是因為注意力不足，而犯下一些小錯誤。這些小缺失可能是忘記帶東西，或者忘記與他人的約定。如果去統計個案們的困擾，忘記帶各種東西應該名列前茅。

我非常可以同理忘記東西的震驚感。先前有一陣子自己在慌亂之中，也常出現這種好像大腦沒有連上身的情形：只有身體去上班，腦袋卻忘記帶了。發現當下真的非常驚嚇，明明印象中自己有把東西放進去，但背包裡怎麼找都沒有。有時候甚至懷疑是否背包被動過手腳？小偷真識相，別的不偷專偷這個。也可能因此產生負面的自我對話：「什麼？怎麼又來了！」、「我忘記了，怎麼跟人道歉？」、「天啊？我要怎麼辦！」因而陷入悔恨與自責之中。

適時鼓勵自己，告別無止境的自責

這時千萬別忘了，不要被負面情緒淹沒了，也不要被不理性的想法綁架。反而可以停下來思考，現在最好的應對方式是什麼，如果是忘記帶東西，那這個東西重要嗎？忘記帶手機，今天就不要滑手機，看看外面的風景；忘記帶書，就做點別的事，構思一下自己今天要做的正事；忘記帶要給別人的東西，那就誠心道歉明天或下次再帶。冷靜下來，就會發現忘記東西並不是世界末日，外面也沒有這麼多壞人會偷東西，一切的一切，只是忘記帶一個小東西而已。

放慢腳步，我們對於世界自然會有不同的想法。這時也可以適時鼓勵自己，怎麼做明天才可以不會忘記。如果明天順利記得，又要如何獎勵自己，例如「我可以吃冰棒」、「我可以吃甜點」等等，不需要一直陷入無止境的憤恨之中。

學會傾聽才能產生同理心

許多ADHD個案的症狀是容易衝動，對於很小的刺激，可能就會做出過多、過激的反應，這樣的反應型態一持久，全班同學自動遠離。小學生其實是非常敏感的一個族群，只要一個孩子稍微跟別人不同，稍稍胖一點、矮一點、笨一點、異於常人一點，這些被區辨出來的孩子常常處於落單的局面。雖然很多老師極力避免這種情況發生，而盡量找個性好的同學當小天使。但真實的狀態是，小天使難尋。

要改善如此的人際關係說來不易，但如果能學習傾聽技巧，或許可以讓局面稍微緩和下來。搭配前面所提過的衝動控制訓練，就可以讓自己先冷靜一下，等自己平靜下來後，良好的傾聽才會發生。而良好的傾聽具備以下這些特點：態度親和，眼睛看著對方，注意聽對方說話，適時發出肯定句「嗯」、「欸」、「喔」，並在肢體語言上傳遞出正在認真聽的訊息，如點頭、身體略往前傾。聽了一段時間之後，會摘要對方所說的重要內容，並說出鼓勵對方持續往下的話語，諸如「然後呢」、「原來如此」，才有可能讓對話繼續。在整個過程中，不會有「是嗎？」、「真的是這樣嗎？」這種輕易就否定對方的語句。如此，具備了良好的傾聽要素，所謂的同理才有可能隨後出現（註3-1）。

好好聽別人說話是不容易的事，多數人都只想滔滔不絕地說，較少願意好好聽完一大段話。光是可以坐下來好好地傾聽，好好地理解他人的快樂與憂愁，說話的人可以感受到正面支持，自然而然就會認定對方是朋友。如果可以做到傾聽，人際關係就會往正向的方面移動，而非處於永久劣勢。

看繪本、小說練習同理心

上一小節談到傾聽，有了傾聽，下一步才可能是同理。同理最簡單的理解，就是可以了解對方的立場，但在明白他人的立場後，仍未忘記自己所持的觀點。

如何正確理解他人的立場，而不要產生偏差？較簡單的方法是，隨意將一本漫畫拿過來，將對話框遮住，只從表情與肢體動作，盡可能去設想人物會說出什麼樣的話。當然，尋找畫面細節豐富的漫畫家，如井上雄彥、遠藤達哉等，或許比較容易上手。也可運用單一畫面的繪本、海報等素材，協助我們進行練習。

練習的重點就是從畫面中的細節，去得知現在正在發生什麼樣的事情。從這樣的反覆練習中，可以學到我們的猜想不能只是單一狀態，而是可以推測出好幾種狀況。等到我們跟真實的人物對話，就比較能理解原來對方所說的是B，而不是我們自以為的A。如果對於畫面的理解覺得足夠了，進一步可以多看看各類繪本、故事、小說也是有幫助的。因為小說常常從細微的描寫來鋪陳情節，我們要看懂故事，勢必就要同理劇中人物的一舉一動。

市面上有各種同理心練習的方法，這裡提供的只是較為簡單、成本較低、可以單人進行操作的方法。如果覺得適用於自己，不妨採用合乎自己風格的方法就好。

透過小遊戲提升注意力

自我從投入臨床工作以來，就不斷嘗試如何解決ADHD的相關問題。在門診中，家長殷殷期盼我們可以找到一些方法，提供他們回家暫時解決個案危機。從那時開始，我們就在設計自己的方案，裡面包含許多仔細看、仔細聽的小遊戲，並以科學證據為基礎，以行為治療、認知訓練為出發點，將一些選擇性注意力的概念，透過小遊戲讓孩子們反覆練習。

若孩子能力許可且有相當興趣的話，可在父母陪伴之下，持續提供這些遊戲。若小孩可以在遊戲中改善注意力的話，所訓練的能力才能進一步應用到日常生活中，兒童的衝動行為也會因而逐漸減少。

書裡面所設計的遊戲皆已實際應用於臨床工作上，也確認可協助注意力不足之孩童。但需要請您注意的是，一般的兒童約三到六個月的時間，注意力才會有所改善，每個小孩改善的幅度也不一樣。在兒童練習的過程中，可先從每日十分鐘開始，再逐步拉長時間，至多以每日三十分鐘為度。

從二〇〇八年到現在，我們已經累積了九本提升注意力的遊戲書，有興趣的朋友可以自行搜尋《125遊戲，提升孩子專注力》（1）～（6）、《99連連看遊戲，把專心變有趣》、《99迷宮遊戲，把專心變有趣》、《99著色遊戲，把專心變有趣》等書籍。

註3-1　我經常舉的例子是《元氣抓狂一族》第七十七回，這一回漫畫中的人物阿德做了很好的傾聽示範。

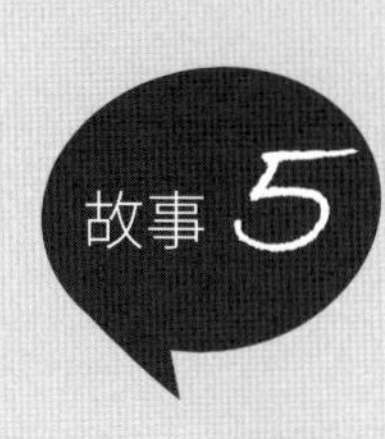

從混亂到穩定

小畢在媽媽的協助之下，了解自己真的遇到困難，確實經常忘東忘西，房間也一團混亂，總是在尋找自己的東西。

媽媽研究過一些小技巧，並且將這些方法，以兩週一個的方式做練習。經過半年之後，小畢學會了簡易的衝動控制訓練（請見132頁），遇到事情平靜下來的方法是先讀秒，現在可以讀到六十秒，再長至自己覺得無趣而停止。但是六十秒說來已經很足夠了，事情可以在六十秒中，再重新想想，如果真要生氣，六十秒後生氣的事已經遠離，想想也沒有生氣的必要了。

小畢也學會了簡易的靜心練習（請見133頁），泡一杯熱茶，慢慢吹氣，深呼吸確實幫助自己平靜下來了，寫作業的時候也不會煩躁不安、亂寫一通。寫作業的時間因此拉長，同時比較能發現自己的錯誤。至於提示自己的方法（請見136頁），一開始是寫在小紙條上，但是常常連小紙條都不知道放到哪去了，後來改寫在手機裡，設定提醒時間，因為手機很常會用到，也都放在身邊，所以提醒的效果比較好。而預告行程方面（請見138頁），都寫進google行事曆中，每天晚餐後再確認一次，就可以知道明天要交什麼東西，或即將發生什麼事。

小畢媽媽覺得在半年之中孩子已經進步很多，未來可以朝向其他尚未使用的小技巧，再持續嘗試。

CHAPTER 4

幫助過動兒，家庭學校雙管齊下

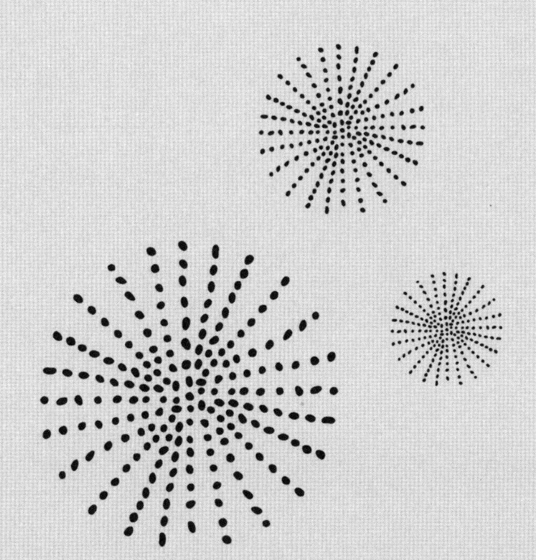

養育過動兒六大基本原則

家有過動兒的家長，在養育過程中最常碰到的難題，就是家裡被搞得天翻地覆。在這種狀況之下，耐心、親情、理性和愛，所有的一切很容易灰飛煙滅。我們認識很多家長，自己生活得非常辛苦，目的就是為了把有狀況的小孩拉拔長大。也因為孩子常常給父母各種難題，父母的婚姻在磨難之下，常常千瘡百孔，甚至以離婚收場。如何在每天的過動砲擊之下，仍可躲過戰火，肯定非常不容易。

因此，養育過動兒的首要原則就是「**先照顧好自己**」。大人先好好讓自己安頓下來，才可能面對有狀況的孩子。記得先找到身心可以喘息的空間，唯有找到安身立命的方法，才可能回家面對暴衝的孩子。另外，後援非常重要，偶爾能喘氣一兩個小時也是好的，趁著這段時間逛逛街、買買東西，都可能讓心情舒緩下來。

接著要優先處理的，是好好「**釐清孩子的問題**」。釐清的方法，還是需要到正式的醫療院所，請專科醫師或臨床心理師好好確認問題所在。走過初診流程，才能正式確立孩子的診斷。有了診斷，才知道下一步該怎麼做。有的時候不見得一定就有問題，有些孩子可能是很輕微的，也許稍微注意一下互動方式就好，不見得每一個都需要直接跳到藥物治療階段。

釐清問題之後，我們要知道，孩子就是長了一個特別的樣子，我們要「**接納他的特性**」，他面對事情有自己獨有的方法，面對這個世界也會有自己獨特的反應，這些反應可能不是大人所想像的或想要的。但是，大人要學會接納他就是這樣的孩子。

了解小孩的特性之後，下一步要「**採取行動**」。我們都明白，一個家庭能夠運作下去，至少需要一些基本原則。但是這些原則的建立，與孩子溝通後，可以採用干擾最少、標準最低、可往下運作的方式為佳。配合小孩的特性，先將這些基本原則確立，大人們立場一致，也願意遵守，不多做要求，才能讓所有家庭事務往前走。其實，很多家庭會出現衝突，經常是標準太高所導致。因此將標準降到大人小孩都能接受的程度，很多事情自然迎刃而解。

當小孩可以按照一定的原則往前走時，記得不要吝惜「**鼓勵孩子**」。不要把鼓勵想得太複雜，口頭上立即的稱讚也是一種鼓勵，讓孩子立刻可以知道他現在所做的事情是大人所稱許的，而不只是一種該盡的義務、該負的責任，或許可以讓家庭氣氛緩和許多。

最後，記得「**與小孩和解**」，即使小孩犯下各種錯誤，仍需原諒他們，不要記仇。他們就是一個還在學習的個體，外在的社會、學校對於要求經常更巨大也更無彈性，如果家庭也採取同樣嚴厲的態度，孩子們肯定無所遁逃。多數的小錯誤，如果拉長時間來看，幾乎都是微不足道的。不要糾結於這些小錯誤，讓孩子們有機會練習，才可能會有進步的空間。

家長們面對過動兒總會遇到各種困境，若可以抱持上述原則：**先照顧好自**

己、釐清孩子的問題、接納他的特性、採取行動、鼓勵孩子、與小孩和解，就可以在夾縫中逐漸摸索出一條適合自己與孩子的道路。

家長如何面對及要求ADHD小孩

很多ADHD個案的家長，經常會遇到一個難題，不知道怎麼樣要求這樣的孩子做事？個案常常接收到指令之後，因為注意力轉移有困難，只會當成耳邊風，時間一久，自然就隨風而逝，完全沒有動作。

如果碰到這種情況，記住在要求個案時，要走到孩子面前，清楚、扼要地交代等一下要做的事情，並在說明時，請孩子務必看著自己，確定他接收到這個資訊，並理解我們的指揮。如果孩子無法理解，大人可以再多加說明，之後請小孩複述一次，確認孩子真的明白，再請他立刻行動。

很多時候，孩子常常的回應是「等一下，我看完這個、我先做完這個、待會、等等……」但是大家都明白，一等下去就是天荒地老、沒有回應、沒有動作。因此，在說明時，務必先讓孩子先放下手邊的工作（或者如果時間許可，先讓他完成手上正在做的事），強調這件事情為何重要，別人無可取代。督促孩子聽完之後就立刻動作，如「垃圾車八點十分會過來，現在已經八點五分了，先去丟垃圾再回來」、「請將摺好的衣服收到櫃子裡，再五分鐘，我們要睡覺了」等等。

等到事情做完之後，記得給孩子一個回饋，說明一下剛剛做了什麼事，並給予一些簡短的口頭鼓勵，如「你剛剛立刻去做，真的很棒」、「你看家裡變整潔了，很好，你也有付出」。

當然，做這些要求之前，如果可以的話，大人不妨先跟著一起做，先建立處理事務的順序與模範，以利孩子們學習。如此，要求才可能慢慢建立起來。

體罰、說教都是對ADHD無效的策略

很多家長一遇到孩子的錯誤，第一個想到的方法就是體罰。但先前我們已

經談過（見〈處罰只會得到反效果〉，115頁），體罰並不是一個好方法，只會讓事情更無法收拾。體罰或許第一時間可以讓孩子安靜下來，但認真想來並無助於事情發展，也會失去教育契機，怎麼讓孩子學到用合作的方式，取代爭搶對抗是更為重要的事。

另外，說教雖然乍聽之下傷害較小，但所用的負面語言，一樣對於孩子幫助甚小。覺得孩子不夠努力、跟其他手足同學比較，這樣的過程無法讓孩子學習，只是落入抱怨小孩的窠臼，僅剩大人在宣洩情緒，無法提供合理的進步機會。

一般而言，負向管教方式效果都不好，甚至可能造成孩子不當的身心影響。最好的策略就是大人冷靜下來，跟小孩一起找方法。找到可能的方法，再跟孩子討論這個方法適不適合自己。大人願意平靜下來，不要隨意亂生氣，跟孩子好好討論，是至關重要的事。

如何讓過動兒順利融入校園生活

教師篇：盡量了解個案的困難與不足

在此先釐清我們要回答的方向。這裡只針對普通班教師做簡單回答，因為特教老師所需具備的能力絕對有所不同。

一般教師多數時間都投注在教學上面，較少針對特殊生做另外的準備。因為大部分的老師教學、出作業的出發點都是平等，設定了這樣的主題，就是要大家都寫一樣的題目，在限定時間內書寫多少字在限定的紙上。這樣評斷成績才有個依據。如此的立足點對於一般學生沒有問題，但放在特教生上面，就可能造成巨大的困難。因為既然被判定為特教生，多數人已經背負了某個醫療診斷，雖然這些精神科的診斷外表很難看出來，但這些隱藏在身後的診斷，仍會不停地干擾學生的人生。這就是我們常常會遇到的平等（equality）與公平（equity）問題，如果只注重平等，就會忘記每個人需要的幫助是不一樣的。因此，在教學現場上，如果能往公平的方向靠近，才能彌補個別的困難與不足。

個案變數多，建立良好師生關係很重要

所以，回過頭來說，教師要先能理解學生遇到的困難，對於疾病至少要有粗淺的認識。接著，經常會出現辨識困難的部分是疾病的個別差異，這也是很多教師覺得非常困擾的部分，為什麼同樣是ADHD的個案，表現出來的狀態卻非常不一樣，一個感覺很亂，另一個感覺卻很平靜，這兩個人都同樣是ADHD嗎？這就牽涉到心理疾病的特性，因為**一個疾病是由一組症狀所構成**，只要符合幾項症狀即可符合診斷。像是ADHD中的不專注，只要在九項

症狀中符合六項就可以，並不需要九項症狀都吻合。若以簡單的數學來看，C9取6，至少會有八十四種組合。所以，在外顯行為上才會有許多個別差異存在。

另外，心理疾病的另一項特性，**問題行為不會時時出現**。以ADHD個案而言，對於有興趣的東西，可以表現出專注；對於沒興趣的事物，很快就像脫韁野馬一樣，神遊在自己的世界裡。所有的症狀都是間歇性出現，不會人醒著就一直出現。有時也存在面對不同老師，學生卻表現出另一種樣貌。個案對於喜歡的課程，自然可以表現出專心致志、勇往直前；若是碰到不喜歡的課程，則會表現出心不在焉、意興闌珊。這個部分也常常誤導老師對於學生的認識。

最後，我們一定要認知到，影響疾病症狀的出現與否，確實變數很多。我們也常常以管窺天，而導致以偏概全。但在學校中，個人覺得最先要解決的反而是ADHD個案與單一教師的關係建立。至少有一位師長，在個案緊急狀態時，可以讓他很快地平靜下來，或者說可以處理下來，因為平穩下來才可能做後續的事，不然一直對抗、一直情緒高張下去，通常行為只會越演越烈，難保不會出現什麼不可挽回的行動，而徒留遺憾。

學校篇：以正向態度予以溫暖鼓勵

ADHD所需要的學習環境，是盡量乾淨、簡單。這樣的要求或許與現今教室的考量不同，因為需要布置教室的關係，多數教室總是有各種東西擺設，要盡量減少視覺刺激確實有一定的難度。

在座位調整上，有的老師會直接將容易作怪的學生，放在前面第一排的位置，一有風吹草動，老師也可以立刻處理。當然在座位的安排上，不是所有老師都願意將第一排的位子給ADHD個案，因為有一些老師覺得這是較好的待遇，不應該留給愛作怪的孩子。

給予時間和空間讓孩子慢慢進步

如果孩子已經確定診斷，也已經接受醫院方面的治療，千萬記得要給予時間和空間慢慢進步，不妨抱持著種養植物的心態，每天記得曬曬太陽、澆澆水，而非揠苗助長。以正向態度，盡量找出個案正向的行為予以溫暖、鼓勵。不要操之過急，但始終懷抱希望。我們要知道個案已經盡量努力，才能擠出一般人的表現，不要落後許多已經是萬幸。

另外，在現場第一線的老師，都想知道是否應該要讓班上其他同學知道個案的診斷。對於此疑問，個人的原則還是要尊重個案與其家長。因為貿然在班上公布〇〇〇是什麼疾病，當然違背了學生的隱私權，他（她）沒有必要向全班昭告自己的身體疾病，公開之後最後承受壓力的是個案本身。如果學生覺得可以公開，那就要先帶著個案從頭思考一遍，公開之後會有什麼後果？是不是有可能遭受歧視或霸凌？面對這樣的逆境要怎麼自處？先想過一輪對於個案是絕對有幫助的。

如果決定要公開，還要帶著全班同學一起思考，這個疾病是怎麼出現的？會有哪些症狀？如果是自己得了這樣的疾病，會需要什麼樣的幫忙？希望同學怎麼對待自己？同學們設身處地，同理心才可能慢慢滋長出來。

說明底線，師生才能找到合作方法

對於家長這一塊也要小心處理，最好將家長約來當面談談，說明學生為何有想要公開的意願，家長的態度也是核心關鍵。有時是個案自己覺得沒什麼，但家長在一旁可能無法承受了。如果家長與孩子的想法不一致，記得不用催促他們，讓他們回家好好談談再說，等意見一致了，再公開也不遲。

學校老師在這個過程中就是尊重他們的選擇，盡量讓傷害降到最低，甚至是沒有傷害。如果全班同學都能體諒得病的辛苦、付出的代價，並且深刻明白得到某種疾病並不是個案自己的選擇，大家也都願意在日常生活中互相扶持、互相打氣，全班才可能往良善的方向慢慢移動。

最後，如果可能的話，老師與ＡＤＨＤ個案要盡量找到可以互相合作的方法，老師的底線是什麼應該要讓學生知道，如每節課放空十分鐘或可以起來走動兩次、寫功課十分鐘之後可以休息、不要發出干擾別人的動作或聲響、允許學生手上握著紓壓球或小娃娃等等。這當然是一個磨合的過程，但重點是個案要能配合，整個合作的模式才能運作下去。不然個案每天就是不停地挑戰師長，對抗的過程就是消耗雙方的耐力，到後來雙方都處於匱乏狀態，學習的本意也悄悄遠離，看不到進步的契機與希望。

CHAPTER 5

關於ADHD的九大迷思

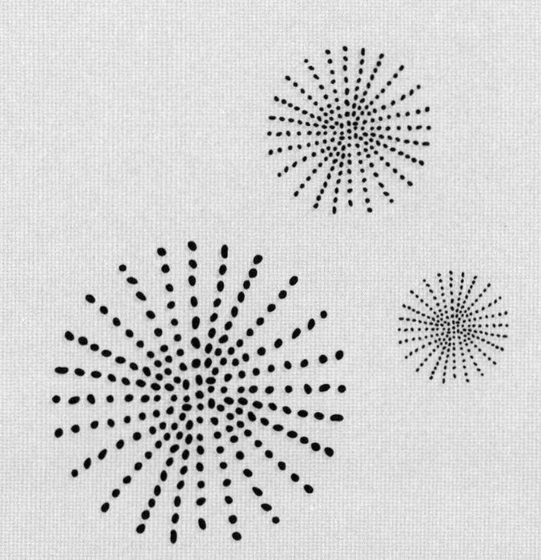

迷思一：ADHD長大自然會好

對於這個議題，每個研究的結果略有不同。若採用後設分析的結果來看，大約六分之一的個案，在二十五歲時仍符合ADHD的診斷，約有一半的人仍有殘餘症狀。簡單一點說，也就是大約有三分之一的個案，其症狀完全緩解了。

這樣的結果告訴我們，小時候被診斷為ADHD的個案，隨著時間長大至成人，確實可能變得穩定一些，不再受到過動、衝動、注意力不足的影響。目前科學研究的結果顯示，有很多人大腦成熟較慢，到了二十五歲時，掌管注意力、計畫能力的前額葉到這個時間點才完全發展完畢，對於自己的行為才較有控制能力。

只是孩子被診斷的當下，我們無法預知未來，不知道這個孩子長大成人後，未來是屬於完全緩解？還是繼續符合診斷？抑或是只有殘餘症狀？落入哪一組是許多因素共同決定的，無法提前得知。但我們應該要樂觀看待，至少有六分之五的機率，其症狀是屬於輕微影響到完全緩解的程度。若是只有殘餘症狀，代表已經不符合診斷，或許運用自己從小到大習得的應對方式，就可以克服症狀的影響，不見得都一定要使用藥物。

迷思二：ADHD看一次醫生就會痊癒

有些家長經常誤解，覺得心理疾病與小感冒類似，看一次就會痊癒。這當然是不可能的事。前面提過的〈如何診斷ADHD？醫療人員的思考過程為何？〉與〈醫師對於個案的問診重點〉這兩小節，已經詳細說明醫生對於初診個案可能要考量的許多面向，如果還要抽血、做腦波檢查、或轉介臨床心理師做心理衡鑑，要花費的時間就更多了。按照目前醫院擁擠的程度，能在半年之內完成診斷，已經是謝天謝地的良好進展了。

況且，最重要的在於後續治療。如果只是小問題，還不到正式診斷的程度，那就是家長再觀察、後續再追蹤即可。但如果是確定診斷，多數個案都需要進行療育課程。要安排治療課程，那也是一個漫長等待的過程。在健保之下，有些醫療院所甚至需要等待一年以上的時間。醫院能負荷的，就是一定數量的個案，個案一多，就是要等待。許多家長到最後只能轉向自費系統，但我們也知道，不是所有家庭都能負擔自費高昂的費用。

就算排開所有困難，順利開始療育課程，相關課程至少進行半年到一年，才會慢慢見到效果。這是兒童心智科相關疾病的特性，不管是ADHD、自閉症或發展遲緩，都需要陪著個案走過漫漫長路，一步一步才能看到曙光。

很明顯的，這當然不是看一次醫生就能解決的事。

迷思三：一個醫生看不好，多看幾個比較快好？

部分家長常會落入另一種迷思，那就是：第一個醫生沒看好，那我們去看第二個醫生就會比較快好。切記，這只是一個迷思，並不是多看一個醫生就變好了，而是對於小感冒這一類的疾病，因為病程的關係，看到第二個時，整個身體也好得差不多了，所以會讓人誤以為多看幾個會比較快好。

但對於ADHD或者兒童心智科相關疾病，通常被診斷之後，後續都需要長期的治療，不管是ADHD、自閉症或是其他診斷。目前在健保之下，最為困難的是找到合適的療育資源，許多醫療院所都大排長龍。有的地方光是要等治療，可能都要一年半載以上。家長經常像熱鍋上的螞蟻，繞來繞去都找不到合適的地方。

個人反而比較推薦以**醫療就近性**去考量就好，重點是找到離家近的、可以順利抵達的較好，勝過網路上推薦的名醫、診所。因為在家附近，交通上才不會成為巨大負擔。如果去個一趟都要千山萬水，相信大人、小孩很快就會被路程打敗，這樣反而不利長期療育。我們曾經不只一次遇到被路程打敗的父母，有的家住岡山、屏東的，努力想到高雄市中心做治療，但光是路程至少都要四十分鐘起跳，若是路上剛好遇到各種交通事故，再塞個車，通車時間又要加倍，有時甚至無法趕上約定時間。一次兩次還好，若密集遇到各種路況，經常成為壓垮駱駝的最後一根稻草，導致個案中止治療。坦白說，這樣反而不利於孩子整體發展。

因此，家長最為重要的考量，還是在於找到就近可治療的診所，才是可長可久之計。

迷思四：想尋找單一有效的方法治療ADHD

我在外面演講時，如果是講述有關ADHD的場次，幾乎有一個場場都會被問及的題目，那就是「**有沒有單一有效的方法可治療ADHD？**」。答案顯而易見，就是沒有。

如果個案處於嚴重時期，藥物可以比較快速讓症狀減緩下來，但治療ADHD的藥物，多數使用短效性的利他能類藥物，這些藥物大約對六成的孩子有幫助，缺點是藥效較快，像短效的利他能，有效時間大約四小時；而稍微長效的利長能與專思達，則大約可撐八到十二小時。只要藥物停用，藥效很快就會過去。

因此多數兒心專科醫師，其建議經常都是藥物與非藥物的治療，如果可以的話最好盡量並行。在藥物控制之下，加入有效果的心理治療（行為治療、認知行為治療、認知訓練、組織技巧訓練），讓個案可以習得各種能力。等到個案各項能力順利提升，才可能協助個案在學校、社會中生存，最後再考慮停藥與否的問題。

因此各種小技巧就是在這種概念下形成的（請往前翻閱〈對ADHD有幫助的小技巧〉），窮盡各種能力習得自我生存的方法，才有可能在複雜的社會中生活下去。學習終生受用的各種方法，而非依賴單一方法過活，這件事情對於ADHD更為重要。

迷思五：吃營養食品有助緩解ADHD

雖然科學上曾做出「血清鐵蛋白（可以貯存鐵的蛋白質）和 Omega-3 脂肪酸在ADHD個案體內的濃度稍低」與「母體中維生素D的水準較低，其子女罹患ADHD的可能性增加了百分之五十」的研究。但要注意的是，這些研究的實驗設計都是相關研究，而非因果關係。

目前沒有足夠的證據顯示補充營養食品，能直接對ADHD症狀有確定、明顯的治療效果。對於各種營養成分，我們最好優先考慮從各種食物中攝取，而不是以為營養食品可以取代食物。

像維生素D，可以從曬太陽與均衡飲食中取得，無須刻意補充。而含有 Omega-3 脂肪酸的食物，可以從蛋、魚類（尤其是鯖魚、秋刀魚、鮪魚、鮭魚和鯷魚）、核桃、腰果、羅勒、海藻、黃豆、菠菜、高麗菜、青花菜、芥花油、亞麻籽等食物中取得。依照目前台灣多數人豐衣足食的情況，只要飲食均衡，應該都可以攝取足夠的營養素。在這樣的條件之下，是否要補充各種營養食品是有疑慮的，也不一定可以對健康帶來幫助。

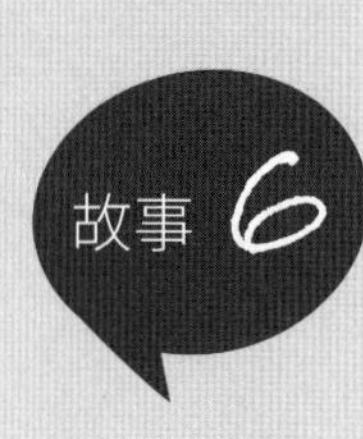

找法師化解還是去看醫生

小區的媽媽被長輩遊說，小區會得這些精神疾病，一定是哪個部分被卡到了，最好找個「法師」化解一下。

媽媽拗不過長輩的說詞，想先去聽聽「法師」的說法，再決定下一步要怎麼做。反正聽一聽也不會有什麼損失，最差就目前這種狀況，不會再差了。到了現場，「法師」聽了小區的生辰八字，想也不想就說：「今年是三煞年，剛好煞到妳的孩子。要化解也不是不行，我這邊焚香幫忙跟天庭說情，或許天庭網開一面，要煞也不會煞這麼大。妳要的話要準備小孩常穿的衣服、買金買供品的錢……」

小區的媽媽聽到要準備一大筆錢，心裡涼了一半，家裡手頭並不是這麼寬裕，如果真要做，可能要跟別人借錢。但是不是真的要去化解，媽媽非常猶豫。如果把這些錢拿來看醫生，看個十年都不是問題……

迷思六：求助民俗療法改善ADHD

民俗療法的範圍非常廣，從宗教類、秘方類到隱藏巷弄的民間治療者，全都是未經科學實證的療法。這些療法一直在民間流傳、生生不息。

它們散布的方式透過口耳相傳增加了力道：「你的孩子是ADHD嗎？我有聽過一種○○療法是這樣的，我們家親戚的小孩也是ADHD，但是用了○○療法，一下子就恢復很多。你們要不要試試看，要的話我告訴你們怎麼去……」

很多時候，其實是「相信」產生了力量，我們既無法證實，當然也無法否證，這一類療法的依據就是不可知的力量，但不是人人有效。如果主事者天花亂墜，花費巨大，耗時過久，自己也無法承受，那就要認真考慮是否要做這樣的選擇。

這時我想起一個故事，剛好與此事呼應。在二十世紀初曾有一個醫學秘方，那時X光剛發明不久，所有身體部位經過照射後，都有脫毛效果。當時未經過正式研究，就被使用在無痛脫毛上，光束有無特別性質則被含糊帶過。即使郡醫學會警告「很快就會有醫師要為灼傷的病患負責，除非真的知道自己在做什麼，不要輕易使用X光」。在那個年代，全美有七十五個城市都有無痛除毛診所。但好景不常，病患的皮膚開始出現副作用，如皮膚起皺、出現斑塊、潰爛，甚至發生皮膚癌，這無疑是X光所造成的。後續面臨上百萬美金的訴訟，導致脫毛診所相繼歇業，並轉為地下營業。到了二十世紀七零年代，研究人員歸納出，輻射引起的女性癌症中，至少有三分之一可追溯到X光除毛。

這就是偏方害人不淺的最佳例證。

迷思七：互相推諉，亂找戰犯

在與ＡＤＨＤ父母接觸的過程中，有一些家長經常自己解釋小孩為何會這個樣子。仔細傾聽他們的詮釋，就可以知道家長已經決定他們要如何面對這個孩子的疾病。

有的人會說這個小孩小時候被嚇到，自從被嚇到之後，就變得過動了，沒有好過。有的人會推到另一半身上，認為爸爸也是這樣，所以孩子會這樣都是爸爸造成的。或者反過來說，是媽媽那邊的親戚也有同樣的毛病，所以可能是媽媽那邊帶來的影響。有的人覺得是幼稚園或國小老師太嚴格導致，其實自己的小孩沒有問題，都是被逼迫才會反抗。另外有一些長輩會說是父母沒有愛心才造成孩子的過動，因為小孩都是老人在養，爸媽都在別的地方工作，哪裡有時間照顧小孩。

聽完這些似是而非的說法，我們只能坦白以告，按照目前的醫學研究，ADHD大約六七成是遺傳造成的。遺傳就是父母都有貢獻，阿公阿嬤認真說來也有參一腳，畢竟單一顆精子或卵子生不出一個嬰兒。因此小孩有狀況，人人都有責任，不用特別歸咎是誰造成的。另外環境的影響也占了三四成，但環境裡面的變數太多，很難單獨找出戰犯到底是誰。

互相推諉、指責並無法改變現況。唯有冷靜下來，想想怎麼做才對孩子最有利，這樣才可能將孩子逐步帶往復健之路。

迷思八：以偏概全，媒體網紅對ADHD的誤解與偏見

多數新聞媒體的特性是為了收視率（或者是點擊率），無所不用其極。因此他們可能並不是針對ADHD有什麼誤解與偏見，而是他們下的標題與行文就是要挑起情緒，有情緒才有點擊，甚至產生後續的開罵、對戰，雙方罵得越兇，散播就越廣，觸及也就越高。

難怪他們的文章會引起很多病友、專業人士的反感，等到歧視、傷害都已經造成了，網路罵聲不斷時，才在一個幾乎看不到的小角落刊登聲明啟示，輕輕放下，力道非常輕微，連道歉都算不上。接著，幾個月之後，可能在某些不明事理的媒體與網紅攪和之下，事情又重新輪迴一次。

如果你問我相關病友、家長在這樣的媒體環境下，要如何自處？只能在

此規勸，一聽到太過離奇的說法時，一定要冷靜。如ADHD的藥物利他能是兒童古柯鹼，這個很明顯就是引戰的起手式，故意將治療的藥物與毒品劃上等號，但在科學、現實上根本站不住腳，任憑專業學會、病友團體如何澄清，有一群人就是完全忽視科學證據，他們想所擁護的是信仰，而非真實。

經歷過多次這樣的媒體紛爭之後，我個人的原則非常簡單，行有餘力就自己先說明澄清，但影響力與穿透率可能有限。但這些誤解是否就根深柢固，其實也不見得。時間一拉長，媒體自然被更具熱力的事件所吸引，轉往別的方向去了。遺留下來的，是相關人員怎麼去看待這件事，事實上，自己如果有所依據、根基穩固，外面風再大，自己也站得穩，就不用怕被媒體風向帶著走了。

迷思九：手機是導致ADHD的元兇

有些家長認為，如果小時候用太多手機，長大之後可能會變成ADHD。但這樣看問題似乎不太周全，為什麼只針對手機？其他3C數位產品，如平板、電腦、遊戲機卻略過不談。

依照目前科學研究的結果，比較確定的反而是3C產品使用時間越長，可能會導致肥胖與心血管問題，也可能導致睡眠不足。至於是否會直接導致ADHD，目前還未有確定答案。但使用時間過長，確實有種種風險，如接觸到不適當的內容（十八禁的內容）、親子互動時間減少、家庭功能喪失。如果以兒童發展的角度來看，使用手機時間越長，確實可能造成執行功能不佳、注意力短暫、理解能力不佳。

那我們要如何衡量3C產品的使用時間？不妨借鏡美國小兒科醫學會在二

〇一六年十一月所提出的看法。他們針對不同年齡族群（嬰兒、兒童、青少年），提出專業的建議：

◎一歲半以下的孩子，避免使用視訊聊天以外的螢幕媒體。

◎一歲半到兩歲的孩子，若家長想要讓幼兒認識數位媒體，則應選擇高品質的節目。且家長應陪同觀看，以幫助幼兒理解他們所看到的內容。

◎二歲到五歲的學齡前兒童，每日最多觀看一小時的高品質節目。且家長應陪同觀看，以幫助兒童理解他們所看到的內容，並將所學到的內容運用到真實世界。

◎六歲以上的兒童至青少年，維持一致性的使用時數限制。並確保數位媒體的使用，不會排擠到充足睡眠、體能運動，以及其他維繫健康的必要行為。睡前一小時避免暴露在這些裝置之前。在做功課時，也不鼓勵使用這些裝置。

◎在家庭的經營上，制定電子媒體的停用時段，例如吃飯或開車期間。制定電子媒體的停用空間，例如臥室。提供對於發展與健康有利的活動，並在聊天、學習、閱讀遊戲中融入親子互動。

◎不管在線上或線下都保持尊重別人，持續地與他人溝通網路公民義務及網路安全性。

總而言之，孩子們使用數位產品是需要控制的。家長可以透過慎選內容、陪伴互動，並對家庭數位產品的節制使用來降低風險。相較於全面禁止，這種作法反而可以透過便捷的數位技術，更高效率地取得豐沛的學習資源，並替孩子們建構數位時代應有的素養。

結語
一塊理解ADHD的敲門磚

本書詳細回顧了ADHD相關的歷史、診斷、治療、迷思、專業人員如何考慮這個疾病、家長可能會碰到的困難、應該學習什麼樣的小技巧，盡可能完整的說明。如果有科學研究可以佐證，也盡量引用，並寫成易讀的資料，說明現今的科學研究者，到底如何看待這個問題。

這是我做為一個兒童臨床心理師，一直想要做的事。我明白科學研究多數是原文呈現，非常艱澀難懂。許多理論或統計，也形成理解上的障礙。而多數翻譯的書籍，並未考量台灣本土的狀態。如何轉譯成在地人可以了解的素材，協助個案與家長們正確理解、進而面對此疾病，是迫切、緊急、刻不容緩的重要工作。

罹患心理疾病的個案，常常會有「二十億光年的孤獨」。面對多數人的不理解，有時說破嘴也難以解釋。希望這本書可以成為理解孤獨、理解ＡＤＨＤ的敲門磚。

附錄

附錄A-1：ADHD的早期歷史

ADHD擁有很長的歷史，醫學相關記載上大約可上溯至兩百五十年前，以下就逐一說明相關內容：

一七七五：德國醫師魏卡德（Melchior Adam Weikard）所出版的醫學教科書《哲學藝術》（Der Philosophische Arzt，嗯，它確實叫這個名字，但內容是醫學出版物，取此名字是為了躲避當時教會的審查）中，已經有ADHD的描述（詳情請見〈追查首篇ADHD文獻〉，頁二〇一）。

一七九八：英國皇家內科醫師學會醫師克萊頓（Alexander Crichton）在醫學教科書中，寫了一篇關於注意力障礙的章節。

一八四五：德國醫師霍夫曼（Heinrich Hoffmann，與希特勒的御用攝影師同名同姓，但這一位是精神科醫師）在一本記錄兒童ADHD的書籍中描述了過動與注意力缺失之症狀。霍夫曼後來成為法蘭克福美茵河畔首位精神病院院長。

一八八七至一九〇一：四位法國醫師布林維爾（D'esir'e-Magloire Bourneville）、貝克（Charles Boulanger）、保羅－邦庫爾（Georges Paul-Boncour）、菲利普（Jean Philippe）在醫學教科書描述了與ADHD相當的症狀。

一九〇二：英國內科醫師喬治・史提爾（George Still）為首位在醫學期刊《刺胳針》上描寫ADHD這個疾病。他一共寫了三篇文章，裡面提到他的臨床經驗，一共有四十三名兒童，在注意力持續上有著嚴重的問題。

一九〇七：培瑞拉醫師（Augusto Vidal Perera）撰寫了西班牙首部兒童精神綱要，他描述了注意力不足與過動對於學校兒童的影響。

一九一七：西班牙神經精神科醫師拉福拉（Gonzalo Rodriguez-Lafora）描述了兒童ＡＤＨＤ的症狀，並陳述他們可能是遺傳性腦部疾病所引起的。

一九三二：德國醫師克萊默（Franz Kramer）和波爾諾（Hans Pollnow）描述了一種與ＡＤＨＤ相類似的症狀，並創造了「過動症」（hyperkinetic disorder，為ＩＣＤ用法，與ＡＤＨＤ應可等同），此一詞語後來被ＷＨＯ所採用。

一九三七：美國醫師布萊德利（Charles Bradley）發現安非他命類藥物苯丙胺（Benzedrine）可減輕ＡＤＨＤ的症狀。

苯丙胺（Benzedrine）是史克美占製藥公司（註6-1）所製造的。一開始是用來治療鼻塞的藥物，做成吸劑的樣式，如果覺得不舒服，可以放到鼻子中直接吸取。後來觀察使用該藥物的兒童，其衝動行為也減少，之後轉而使用在ＡＤＨＤ的小孩身上。

此藥物另外的功用是愉悅欣快感、可減肥，迅速在街頭流竄，成為非法藥物，甚至被濫用者暱稱為「Bennies」。但該藥品有極大的副作用，如心跳加速、呼吸速率變快、無法做決定、陽痿與勃起障礙、無法控制的激動、噩夢般的幻覺、可能導致嚴重車禍、出現長時間的憂鬱與自殺意念，嚴重的甚至可能出現精神病。

之後美國通過法案，將此藥物列為二級管制藥品，苯丙胺（Benzedrine）也因此被下架停賣。但停賣並非末日，往後安非他命類藥物還是可以透過處方箋取得，只是改用其他商品名稱，如Adderall、Adzenys、Dyanavel、Evekeo等持續供應。

一九四〇年代：ADHD相類似的症狀被描述為「輕微腦損傷」（minimal brain dysfunction）（註6-2）。

一九五〇年代：追蹤研究中發現「輕微腦損傷」的症狀會持續出現在成年階段。

一九六〇年代：美國食品藥物管理局批准利他能（Ritalin）可使用於兒童

行為障礙。

一九七〇年代至今：ＡＤＨＤ的診斷準則隨著研究而進展，這些研究包含診斷、預測治療反應、臨床過程、家族病史等等。

我一直認為心理病理學並不是一門莽撞的科學，我們越是細膩地去回顧相關歷史，越是可以理解整個疾病的脈絡。在這樣的爬梳之中，我們越可以同理個案的困境。我們越是知道其中種種的困難，越能理解往哪裡走才是真正的道路。

追查首篇ＡＤＨＤ文獻

會追查首篇ＡＤＨＤ文獻是這樣發生的：我正在看ＡＤＨＤ的醫學證據，學者們寫了回顧文章整理，一共有兩百零八項。其中第一項，就是一七七五年，德國醫師魏卡德寫的教科書上，已經描述了ＡＤＨＤ這個疾病。這件事情說來我還是第一次看到。

此前已知最早關於ADHD的正式論文是喬治．史提爾一九〇二年刊登在《刺胳針》上的三篇文章。裡面提到他的臨床經驗，一共有四十三名兒童，持續在注意力上有嚴重的問題。他的看法與威廉．詹姆斯（William James）一致，認為缺少這樣的注意力會造成「道德控制」上的缺陷，這些孩子們被描繪成過度活躍、好鬥、挑釁、抗拒紀律、過度情緒化，對於行為沒有「抑制意志」。在這些看法之中，過度情緒化是最常見、最值得注意的特徵。除了道德控制這個特別的觀點之外，這樣的描述與一百二十年後的我們幾乎相同，現在我們也觀察到ADHD的孩子們經常出現過度情緒化，常常因為一件小事就極端沸騰起來，讓所有親近的人都難以承受。

但在二〇〇一年，帕爾默與芬格（Palmer & Finger）認為最早描述的ADHD症狀的人應該是蘇格蘭醫師克萊頓，他在一七九八年的醫學教科書中，寫了一篇關於注意力障礙的章節。克萊頓的描述又比史提爾早了一百零四年，但從史提爾的三篇文章中，卻未引用克萊頓的文獻。克萊頓對於注意力的描述是這樣的：一、它是一個人意識的核心特徵。二、注意力被認為是費力的，而不是自動的。克萊頓認為注意力的發生，在於要求我們發起注意力，我們的注意力才可能集中。三、注意力被視為一種意志或故意的活動，是個人的積極選擇。許多哲學家解釋注意力代表自由意志，這更清楚意味著選擇的自由。這樣的說法也跟現代接近，注意力確實非常耗費能量，我們要持續關注某件事情確實是一件不容易的事。

在當時，我們以為克萊頓的描述是最早關於ADHD的醫療文獻。但又過了十年，神奇的事在二〇一一年八月發生了，一位住在澳洲布里斯本的藥師顧爾德（John Gould），寫信給巴克利（註6-3）。顧爾德自稱對於精神醫學的歷史有濃厚的興趣，他從傅柯的《瘋狂的歷史》一書中讀到，德國醫師魏卡德（Melchior Adam Weikard）在一七九〇年出版的醫學教科書《哲學藝術》中，已經有注意力缺失的描述。但問題是這些文件只有德文，並未轉譯成英文。因此巴克利只好聯繫德國醫師彼得斯（Helmut Peters），請他協助將文件轉譯成英文，彼得斯還購買了一七八五年所出版的第二版的版本，重複確認所看到的文件。由此確定關於注意力缺失的描述，在德文中首次出版是一七七五年，比克萊頓的文獻早了二十三年。

值得一提的是，魏卡德是一位著作等身的醫師，發表了許多醫學、哲學、心理學主題的著作，他提出了許多關於疾病及治療的例子。因為這樣的背景，他批評落後的神學家，也不相信當時流行的占星術。雖然他自承相信上帝，但他經常批判教堂，晚年甚至公開敵視宗教和教會，而且還拒絕臨終前領受聖禮。

也因為與教會多所摩擦，因此魏卡德在一七七五年出版該醫學教科書第一版時，是匿名出版的。第二版也是如此，照樣匿名。因為他在教科書中攻擊治療疾病的各種宗教習俗（如巫術、驅魔），當然也引來宗教組織廣泛的譴責。魏卡德被指名道姓的誹謗，他的朋友們不敢拜訪他，甚至也不敢坐在他旁邊。

曾經與魏卡德較為親近的人也被迫害，不反對他的人被視為自由精神和無神論者。大學同事的妻子視此為畏途，她看到了魏卡德的遭遇後有感而發：「我很高興我的丈夫不會寫作！」（寫到這邊才發現會寫字是多大的風險了。我個人戲稱自己是拿筆的男丁，常常筆還沒拿好，刀子就先砍過來了。）

至於魏卡德當時對於注意力缺失的看法也與現代相似，其觀察也非常細膩：「當他們仔細閱讀或討論嚴肅事情時，會像小孩一樣，被一百件小事分心」、「每一個嗡嗡叫的蒼蠅、每一個影子、每一個聲音、對古老故事的記憶都會將他拖離任務而進入想像世界之中」。這樣的描述告訴我們，注意力不足的核心症狀經過了兩百五十年還是沒有改變，這一群人早就存在於世界上了，並不會因為人們的不了解而消失。

當然，受限於當時的科學發展，他對於注意力不足的成因與治療方法從現代的角度上看來是荒誕不經的。他認為「不良的教養」和「教導的不足」是導致注意力不足的原因（雖然現在有一些人也是這樣想的，認為只要好好教導，個案好好學習就可以改正注意力不足的症狀）。他認為疾病的源頭是「感覺神經」與「大腦纖維」快速地被晃動，而導致分心。治療方法是用冷水浴、鋼粉、礦泉水、牛奶、酸水、純金雞納（註6-4）、酸、咖啡、香料、熱飲、騎馬、體操等等。他認為「年輕人不如老年人專心」、「女人不如男人專心」、「樂觀的人不如憂鬱的人專心」、「法國人不如英國人專心」。除了第一項有研究支持之外，其他三項現在看來並無科學實證，甚至可能落入歧視的窠臼之中，女人跟法國人也會群起抗議。

無論如何，魏卡德關於注意力不足描述的篇章，確實可成為堅實的證據，證明此文獻確定為關於ADHD最早的醫療文獻。

此一年代，距離現在已經兩百五十年了。

附錄A-2：「盛行率」之相關研究

◎何謂盛行率？

盛行率（或稱流行率、發生率）是了解一個疾病分布最好的方法，到底疾病在一個國家中散布的情況是怎麼樣？後續要投入多少資源救助這個疾病？盛行率的調查在這裡扮演了基本且非常重要的角色。

根據目前的研究可知，ADHD在已發展國家和發展中國家皆會存在，且男性多於女性（註6-5）。ADHD在過去三十年中已經穩定出現，現在已經比過去幾十年更容易被診斷出來。

我們從這些相關研究可以知道，科學證據扎扎實實的建構了診斷描述，大家就是一磚一瓦、一步一腳印地堆疊起了這些疾病論述。總結來說最重要的部分就是：兒童青少年的盛行率約為百分之五點九；成年人的ADHD盛行率約為百分之二點五；男女比例大約為二比一。我們看得到的令人敬重的機構與重要文件幾乎都是引用這個數據，包含WHO與APA。

◎從十九項研究、超過五十五萬名受試者的後設分析可知，百分之五點九的青少年符合ADHD的診斷標準。而另一項後設分析（集合了一百三十五項研究、約二十五萬名青少年）可知其盛行率在北美、歐洲、亞洲、非洲、南美洲、大洋洲皆無顯著差異。

◎從另一項後設分析發現，過去三十年，兒童和青少年ADHD之盛行率並未顯著增加。儘管ADHD的盛行率在這段時間內沒有改變，來自美國和瑞典的大型研究顯示，近年來ADHD更有可能被診斷出來。這些改變主要來自行政與臨床實務上的變化。

◎一項後設分析整合了六項研究、超過五千三百名參與者發現，成年的

ADHD盛行率為百分之二點五。另一項後設分析整合了二十項研究，包含十三個國家和七個地區、超過兩萬六千名參與者，估計有百分之二點八的成年人符合ADHD的診斷標準。另外一項後設分析結果顯示，只有大約六分之一的個案，在二十五歲時仍符合ADHD的診斷，約有一半的人仍有殘餘症狀。簡單一點說，也就是只有大約三分之一的個案症狀緩解了。

◎一項後設分析整合了九項研究、超過三萬兩千名老年人，依據ADHD評定量表，其盛行率為百分之二點二。如果將受試者限制在五十歲以上的人，其盛行率下降為百分之一點五。但另外一項後設分析整合了七項研究、超過一千一百七十萬名參與者，將年齡限制在五十歲以上的人，其盛行率只有百分之零點二。由同一群研究者進行的第三次後設分析，整合了四項研究、超過九百二十萬名參與者，發現五十歲以上的人接受治療的比例，只有百分之零點零二。從前述兩項結果來看，只有大約十分之一的老人，會接受ADHD相關的治療。

◎一項後設分析整合了十九項研究、超過十五萬名十八歲以下的美國黑人青年，結果顯示ADHD盛行率為百分之十四。因此該研究者總結，「黑人被診斷為ADHD的風險高於美國一般人。這些結果強調，針對不同社會背景的黑人，需要增加評估、準確診斷和符合其文化的照顧」。

◎ADHD在男性中是較為常見。一項後設分析整合了由父母評分的二十九項研究、超過四萬兩千名受試者與由教師評分的二十四項研究、超過五萬六千名受試者，結果顯示青年男性／女性的比例大致為二比一。

附錄A-3：什麼是科學證據？

從事科學研究或受過相關訓練的人都知道，實驗證據的結果是有分等級的（見圖一。證據等級的分類有多種方式，這裡採用牛津大學實證醫學中心的看法，有興趣者可參見http://www.cebm.net/）。等級Ⅰ為系統性回顧研究或稱後設研究，此為統合多篇研究而成；等級Ⅱ為隨機分派的研究；等級Ⅲ為非隨機分派的研究；等級Ⅳ為個案研究；等級Ⅴ為專家意見，也就是只根據自己過去的臨床經驗來說明。等級Ⅰ的證據能力可靠度最高，反之，則可信程度很低。

依照上面敘述，就可以明白很多網路消息或新聞，根本連最差的等級Ⅴ都排不上，根本不能算是科學證據。許多網路消息開頭很喜歡用「這是一個資深醫療人員的看法」或是「資深專業人員都這樣做」，那這個資深人員到底是誰？若真是一個專家的話，沒有道理連自己是誰都不願意說明。若是願意負責任的人，接受媒體採訪，肯定會告訴對方自己是誰？自己的研究背景為何？為什麼就此特定議題做說明？如果什麼都說的很模糊或甚至沒說，基本上這篇文章就是可信度極低，毫無相信的必要。

最簡單的判準就是如此，如何練就火眼金睛就有賴讀者自己修練。另外需要注意的是，網路上的留言可能形成一股輿論上的風潮，但這個風潮到底有無科學成分，幾乎是不證自明的。很多鄉民經常性的歪樓、離題、跳題、斷章取義，甚至情緒性的無端發洩、叫囂、謾罵、人身攻擊也大有人在。這樣的討論基調，說實在並無任何助益，科學事實也在爭吵、笑鬧當中逐漸遠離。

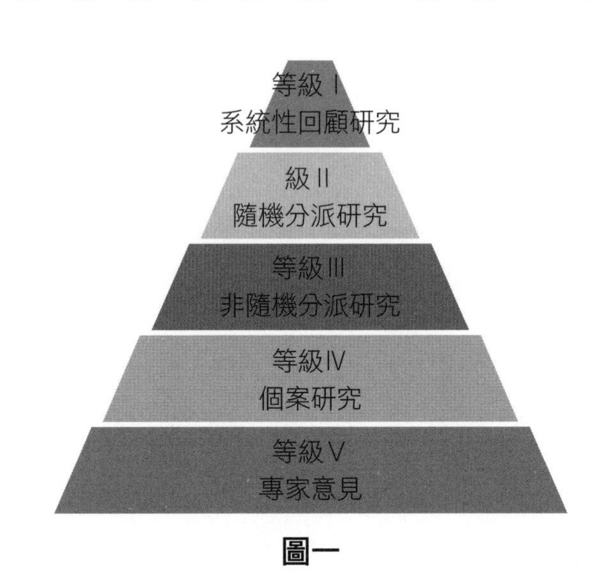

圖一

附錄B：「基因」之相關研究

◎來自美國、歐洲、斯堪地那維亞和澳大利亞的三十七項雙胞胎回顧研究發現，基因及其與環境的互動進而導致ADHD。

◎一個國際團隊分析了來自美國、歐洲、斯堪地那維亞半島、中國和澳大利亞的個案，其中超過兩萬名ADHD和三萬五千多名非ADHD的DNA。他們確定了許多遺傳風險變異，但每種變異對疾病風險的影響很小。

這項研究證實了大多數ADHD為多基因決定，這意味著許多遺傳變異，每一個都有非常小的影響，但結合起來就會增加罹患此種疾病的風險。ADHD的多基因風險與一般精神病理學和幾種精神疾病有關。

◎ADHD的多基因風險可預測人群中的ADHD症狀，這說明ADHD作為一種疾病的遺傳原因，也會使人群中較容易出現ADHD症狀。

◎在人群中，具有高多基因ADHD風險的人，更有可能被診斷出患有ADHD、焦慮症或憂鬱症。也就是說，擁有越多ADHD相關的基因，就越容易被診斷為ADHD。但不只是可能會成為ADHD，也可能會有焦慮症或憂鬱症。

◎ADHD也可能是罕見的單基因缺陷或染色體異常所導致。當分析八千多名自閉症類群障礙症（ASD）及ADHD兒童之DNA，並與五千名一般兒童做對照。與對照組相比，患有ASD和患有ADHD的兒童，其罕見基因突變率增加。這邊的基因突變是指蛋白質截斷變異（Protein-truncating variants; PTVs），這些變異是指蛋白質結構出現變化，可能會對基因功能產生深遠的影響。

◎家庭、雙胞胎和ＤＮＡ研究發現，遺傳和環境部分影響ＡＤＨＤ、其他精神疾病（如思覺失調症、憂鬱症、雙相情緒障礙症、自閉症類群障礙症、行為規範障礙症、飲食障礙症和物質相關障礙症）、身體疾病（如偏頭痛和肥胖）。這些疾病在生物學途徑中也具有共同的生理病理學特徵。當然，ＡＤＨＤ也存在獨特的遺傳風險。

附錄C：「有毒物質」之相關研究

◎後設分析發現鉛與注意力不集中的症狀相關性很小（綜合二十七項研究，超過九千三百名青少年），與過動、衝動症狀相關也很小（綜合二十三項研究，超過七千八百位青年）。另一個後設研究整合十四項研究，一共超過一萬七千名兒童，顯示較高的血鉛濃度成為ＡＤＨＤ機率增加了四倍。而以美國的兩千五百多名青少年所進行的橫斷面研究，針對健康和營養進行檢驗，發現血鉛濃度在前三分之一的人與後三分之一的人相比，罹患ＡＤＨＤ可能性多了二點三倍。另一項類似的研究，涉及四千七百多名青少年，發現血鉛濃度在前五分之一的人與後五分之一的人相比，罹患ＡＤＨＤ可能性多了四倍。

◎三個後設研究整合了超過二十個研究，涵蓋範圍超過三百萬人，在媽媽於懷孕時期吸菸，其孩子ＡＤＨＤ發病率增加超過百分之五十。雖然這種關聯在大規模人口研究中在家庭因素調整後消失，但卻表明了家族或遺傳因素會同時增加吸菸與ＡＤＨＤ的風險。

◎後設研究整合了跨越三大洲和超過十萬名參與者，發現兒童時期接觸二手菸增加了罹患ＡＤＨＤ百分之六十的可能性。目前尚不清楚該關聯的程度是因果關係還是混淆變項所導致。

◎一個後設研究針對兩百一十九名參與者進行十五項雙盲及安慰劑對照試驗中，發現人工食用染料小幅增加了兒童ＡＤＨＤ。另一個後設研究，涵蓋二十項研究、七百九十四人，只有在父母而不是老師或其他觀察者評定的情況下，ＡＤＨＤ症狀非常小幅度的增加。

◎在台灣一項針對一萬多名新生兒的研究中，產婦在懷孕期間使用乙醯胺酚（普拿疼）增加了百分之三十三罹患ADHD的可能性（這是台北榮總陳牧宏醫師團隊的研究）。另一項研究，檢查了來自挪威的十一萬三千名孩子，母親產前使用乙醯胺酚與ADHD有劑量反應關係（註6-6）。

◎一項丹麥的全國性研究，考察了一九九七至二〇一一年間出生的九十一萬三千名兒童。產婦在懷孕期間使用抗癲癇藥物帝拔癲（Valproate），增加了百分之五十罹患ADHD的可能性，但其他癲癇藥物並沒有這樣的關聯性。

◎在挪威的一項研究中，兩百九十七名患有ADHD的兒童和五百五十三位對照組，是從符合條件的兩萬四千名群眾中隨機抽取出來的。先經過調整、控制混淆變項，如產婦的分娩年齡、孩子的性別、母親的教育程度、婚姻狀況和產前產婦吸菸等因素後，發現最高五分之一的鄰苯二甲酸酯（塑化劑）的代謝物水平與最低五分之一的兒童相比，罹患ADHD的可能性增加了三倍。

◎有機磷農藥是強效的神經毒素。在一個研究中，來自美國人口的一千一百三十九名兒童中，有機磷酸鹽代謝物烷基磷酸二甲酯（DMAP）增加十倍，罹患ADHD的可能性增加了百分之五十五。可檢測到最常見水平的DMAP代謝物的孩子與沒有檢測到的孩子相比，罹患ADHD的可能性增加了兩倍。

◎一項後設研究發現懸浮微粒與氮氧化物沒有顯著影響。而台灣縱貫性世代研究，涵蓋超過一萬六千對母嬰，發現懸浮微粒、懷孕期間的二氧化硫水平或二氧化氮水平，與其後代在前八年診斷出ADHD並無關聯。這裡確實發現暴露於一種常見的交通汙染物一氧化氮，其罹患ADHD的可能性增加了百分之二十五（這是台大郭育良醫師團隊的研究）。

◎一項南韓全國世代研究，使用了韓國國民健康保險中的數據，從二〇一三到二〇一五年初步診斷為ADHD、並住院的七千二百名青少年。以此資料與分布於全國的三百一十八個監測站中三種空氣汙染物的每日結果做比較，發現二氧化氮、二氧化硫和懸浮微粒，與ADHD相關住院人數分別增加了百分之四十七、百分之二十七和百分之十二的可能性。但男女之間、年齡較大和較年輕的青少年之間都沒有顯著著差異。

◎一項後設分析針對九個歐洲人口進行研究，涵蓋了四千八百一十六對母子，從母奶中確認全氟／多氟烷基物質（PFAS）（註6-7）與子女未來成為ADHD之關係。PFAS與後代是否成為ADHD並無關聯。

◎這個後設研究來自七個研究的結果，這些研究一共涵蓋了三大洲六個國家，全部有兩萬五千名參與者。這些研究發現，沒有證據顯示青少年的糖消耗與ADHD有任何關聯。

這裡還是要特別說明，目前的結果並無法推論到幼兒、兒童與成人部分，但不代表在這些族群上糖消耗與ADHD有正向關聯，反而是要更進一步研究。在面對家長時，更需要仔細的澄清，到底是否真的有吃糖後興奮（Sugar High）這件事。綜合科學上最前沿的研究，並沒有這樣的發現。因此以這樣的結果而言，是否需要全面禁糖仍是有疑慮的。

附錄D：「哪些藥物可用於治療ADHD」之相關研究

◎一項網路後設分析發現興奮劑可非常有效地減少ADHD的症狀。與安慰劑相比，經臨床醫生評定，安非他命類藥物在所有年齡層有大量改善；派醋甲酯類藥物針對年輕人有很大進步，在成人有中度改善。緩釋胍法辛針對兒童有中度改善。阿托莫西汀在所有年齡層有中度改善。考量副作用與最佳風險效益比，針對兒童和青少年是派醋甲酯類藥物，針對成人則是安非他命類藥物。

◎對十八項研究的後設分析，涉及兩千多名患有ADHD的成年人，發現使用三種安非他命衍生物（右旋安非他命、離胺右旋安非他命、和混合安非他命鹽），對ADHD症狀有中度改善。另一項後設分析，針對四項研究、共兩百一十六名青少年，發現混合安非他命鹽比派醋甲酯類藥物對於減輕ADHD症狀有稍微多一點功效。

◎針對十九項研究、共一千六百多名參與者之後設分析，發現派醋甲酯類藥物在教師評定ADHD症狀、教師評定行為、父母評定生活品質有中度到高度改善。沒有證據顯示有嚴重不良事件的發生，只是輕微升高的風險而非嚴重副作用。

◎一項後設分析發現，右旋派醋甲酯與安慰劑顯著降低青少年ADHD之症狀，臨床反應率提高了三倍。另一項後設分析，涵蓋六項隨機對照試驗、共有兩百五十三位參與者，派醋甲酯可強烈減少成人ADHD症狀，若採用更高的劑量可有更大的改善。

◎針對七項研究、共一千六百多名參與者的後設分析報告，阿托莫西汀可中度減輕ADHD之症狀。

◎一項後設分析發現派醋甲酯（十三項研究，超過兩千兩百名成人）和離胺右旋安非他命（五項研究，超過兩千三百名成人）可導致ADHD中情緒失調之症狀有小到中度的減輕。阿托莫西汀（三項研究，兩百三十七名成人）在情緒失調之症狀的減少幅度很小。其他涵蓋九項研究、共一千三百多名青少年的後設分析報告，阿托莫西汀可少量減少ADHD之情緒症狀。

◎一項後設分析發現，在邊緣性智力與智能不足之ADHD個案上使用派醋甲酯，有中度到強烈地減少兒童的ADHD症狀。

◎針對二十三項研究、超過兩千九百名ADHD兒童所進行的後設分析發現，相對於安慰劑，興奮劑藥物減少了百分之十四的焦慮症狀。

◎針對九項研究、一千三百多名受試者的後設分析發現，在ADHD青少年的族群中，以教師評定的方式，興奮劑對於減少攻擊性、對立反抗、行為規範問題上非常有效；以父母評定的方式有中度效果。

附錄E：「透過自然觀察法看藥物對ADHD症狀的影響」之相關研究

◎一項針對超過六十五萬名學生的瑞典登記研究發現，使用ADHD藥物治療三個月，可讓總成績增加九分（總分為零至三百二十）。治療也可使個案完成高中學歷增加三分之二的機率。

◎一項瑞典國家登記研究針對六萬一千多名患有ADHD的青少年，發現他們在服用藥物的時期，考試成績比未服用藥物的時期要高。一項丹麥研究，針對超過五十萬名兒童（其中包含六千四百多名ADHD），發現停止藥物時，其平均成績會小幅下降，但此幅度達到顯著。一項後設分析針對九項隨機對照研究、共一千四百六十三名個案，發現停藥會導致兒童和青少年生活品質惡化，但成年人無此發現。

◎一項針對兩萬五千多名ADHD個案的瑞典世代研究發現，藥物治療可讓患有ADHD的男性犯罪率降低了三分之一，女性則減少百分之四十。另一項丹麥國家登記研究，追蹤四千兩百多名ADHD兒童，在服藥期間，其成年期的犯罪率下降百分之三十至四十，可知ADHD藥物有犯罪預防的效果。

◎一項針對七十多萬人的丹麥世代研究，其中包含四千五百五十七名ADHD個案。發現患有ADHD的兒童青少年中，興奮劑藥物治療與受傷率的降低有關（十歲兒童降低百分之三十，十二歲兒童降低百分之四十）。

◎一項瑞典國家登記研究，從二〇〇六年到二〇一三年追蹤九千四百二十一名ADHD的青少年與同時罹患ADHD和其他精神病的兩千九百八十六名青少年。它比較了服藥時期與非服藥時期。在服藥時期，兩組的意外傷害皆減少了超過百分之十，創傷性腦傷皆減少了超過百分之七十。

◎一項針對十二萬四千名ＡＤＨＤ青少年的台灣研究發現，派醋甲酯治療超過年平均累積定義每日劑量（註 6-8），在調整混淆變項之後，其創傷性腦傷的風險減半（本研究是中山醫學大學廖尹鐸醫師與嘉義長庚陳錦宏醫師團隊針對台灣健保資料庫所做的研究）。

◎一項台灣的全國性研究，比較了四至十七歲患有ＡＤＨＤ的七千二百名個案與三萬六千名控制組兒童。調整年齡、性別、城市化水準和地理區域後，ＡＤＨＤ男孩發生骨折的可能性幾乎增加了百分之四十，而ＡＤＨＤ女孩則增加了百分之六十（這是成大林啟禎醫師團隊針對台灣健保資料庫所做的研究）。另一項來自台灣的研究，超過六千二百名新診斷為ＡＤＨＤ的青少年，並評估派醋甲酯的治療效果。治療半年之後，骨折風險降低百分之二十（這也是嘉義長庚陳錦宏醫師團隊針對台灣健保資料庫所做的研究）。

◎一項針對香港的電子病歷資料庫，確定了六至十九歲超過一萬七千名個案，使用藥物派醋甲酯。其中，近五千人至少有一次因創傷而急診入院。此研究發現，當派醋甲酯處方期間與沒有處方期間相比，此類入院人數減少了百分之九。

◎一項後設分析針對五項研究、超過一萬三千名個案，發現ＡＤＨＤ藥物（主要是興奮劑），可讓個案意外傷害減少百分之十以上。

◎一項使用瑞典國家登記研究，共有ＡＤＨＤ一萬七千多人。發現治療ＡＤＨＤ之藥物，在男性上可將嚴重運輸風險事故降低百分之五十以上，但對女性沒有影響。如果男性個案一直接受藥物治療，可降低百分之四十以上的車禍。另一個美國全國世代研究，共確認兩百三十萬ＡＤＨＤ十年來機車事故的急診室就診次數。若以接受ＡＤＨＤ藥物治療的月份與不接受藥物治療的月份相比，患有ADHD的男性在幾個月內發生車禍的風險降低了百分之三十八，女性則降低了百分之四十二。在研究期間，如果他們一直服藥，那大約五分之一的車禍就可以避免。

◎一項使用台灣健保資料庫的縱貫性研究，比較了約一萬八千名ADHD青少年和年輕人，並與七萬名控制組做對照。短期使用ADHD藥物可減少百分之三十的性病感染，長期使用下可減少百分之四十，儘管這些減少僅在男性出現（這是台北榮總陳牧宏醫師團隊的研究）。

◎一項瑞典全國縱貫世代研究，在三萬八千多名ADHD個案中，ADHD藥物在三年內罹患憂鬱症的風險降低了百分之四十。這風險隨著ADHD藥物使用的持續時間而降低。與沒有服藥的時期相比，當個案接受ADHD藥物時，憂鬱症的發生率降低百分之二十。

◎一項針對三萬八千名ＡＤＨＤ個案的瑞典研究，發現在興奮劑治療期與非治療期相比，其自殺相關事件減少了百分之二十，非興奮劑藥物或混合使用藥物沒有發現這樣的好處。但這只是一種潛在的保護作用，這項研究並沒有發現使用藥物治療ＡＤＨＤ與ＡＤＨＤ患者伴隨自殺行為的風險之間存在正相關。

◎一項使用台灣健保資料庫的研究，確認八萬五千名ＡＤＨＤ青少年，派醋甲酯之使用是否會影響自殺企圖（過去企圖或嘗試自殺，但沒成功，一般泛指自殺未遂之行為）。使用派醋甲酯三個月至半年的人，其自殺風險降低了百分之六十；使用派醋甲酯超過半年的人，其自殺風險降低了百分之七十（這也是嘉義長庚陳錦宏醫師團隊針對台灣健保資料庫所做的研究）。

◎一項使用瑞典國家登記研究，針對三萬八千七百五十三名一九六〇年至一九九八年間出生且被診斷有ADHD的個案，調查ADHD興奮劑藥與物質濫用之間的關係。發現處方藥物濫用指標減少超過百分之三十。**服藥時間越長，藥物濫用比率反而下降**。一項後設分析針對十四項研究、一共超過兩千三百名個案，發現規律接受興奮劑治療之ADHD個案，其吸菸的可能性可降低大約一半。另一項後設分析發現，興奮劑藥物不會增加飲酒（十一項研究，超過一千三百名參與者）、尼古丁（六項研究，八百八十四名參與者）、古柯鹼（七項研究，九百九十五名參與者）、大麻（九項研究，超過一千一百名參與者）濫用或依賴之風險。

◎一項針對台灣七千五百多名ADHD青少年的全國性研究，與超過三萬名控制組做對照，發現長期使用ADHD藥物，可減少百分之三十少女意外懷孕（這也是台北榮總陳牧宏醫師團隊的研究）。

◎一項使用台灣健保資料庫的研究，一共有超過六萬八千個被診斷為ADHD並使用派醋甲酯的兒童和青少年。將此一群體與相同年齡、性別、第一次診斷ADHD的年紀做對照。控制潛在的混淆變項之後，使用派醋甲酯的群體與未使用派醋甲酯的群體相比，總死亡率下降五分之一。延遲使用派醋甲酯的群體，死亡率略增，約百分之五。長期使用派醋甲酯的群體，總死亡率下降六分之一。但對於此結果，研究者警告，還是有可能無法排除其他混淆因素，如家族史、社會心理壓力源、行為治療的效果、共病的嚴重程度等等（這是嘉義長庚陳錦宏醫師團隊針對台灣健保資料庫所做的研究）。

◎一項使用台灣健保資料庫的研究，一共有超過九萬個被診斷為ADHD的十八歲以下之個案，了解其用藥後的燒傷風險。比較未服用派醋甲酯、服用派醋甲酯少於九十天、服用派醋甲酯超過九十天等三個群體。服用派醋甲酯可降低大約一半的燒傷風險，服用派醋甲酯少於九十天者可降低百分之三十的燒傷風險，服用派醋甲酯超過九十天者，可降低百分之五十七的燒傷風險（這也是嘉義長庚陳錦宏醫師團隊針對台灣健保資料庫所做的研究）。

附錄F：「ADHD藥物的副作用」之相關研究

◎一項後設分析發現，興奮劑藥物會中度降低總睡眠時間，延遲入睡時間，睡眠效率輕度到中度下降。另一個後設分析發現，服用派醋甲酯的兒童和青少年，報告腹痛的可能性增加百分之五十，三倍以上的可能經驗過食欲和體重下降。以傘狀回顧（註6-9）的方式分析網絡後設分析、後設分析、隨機對照試驗、世代研究的結果，其中包含了關於兒童青少年的八十種精神藥物、十九個類別中的七十八個藥物不良事件、九項網絡後設分析、三十九項後設分析、九十項隨機對照試驗、八項世代研究、一共有三十三萬七千六百八十六名兒童和青少年。治療ADHD的五類藥物（註6-10）中，與顯著惡化的厭食症有關的是阿托莫西汀、右旋安非他命、離胺右旋安非他命、派醋甲酯、莫達非尼；四個與失眠症相關（右旋安非他命、離胺右旋安非他命、派醋甲酯、莫達非尼）；三個與體重下降有關（阿托莫西汀、派醋甲酯、莫達非尼）；兩個與腹腔疼痛有關（派醋甲酯、胍法辛）。由於以下原因停藥的有：副作用（離胺右旋安非他命、胍法辛）；高血壓（阿托莫西汀、離胺右旋安非他命）；鎮靜（可樂定、胍法辛）；導致QT間隔延長（胍法辛）（註6-11）。

◎一項後設分析包含三千三百多名成年人、十二項研究發現，服用阿托莫西汀的人，與服用安慰劑相比，大約百分之四十因副作用而停止治療。另一項後設分析發現，派醋甲酯與阿托莫西汀相比，誘發失眠的可能性是兩倍以上，但大約一半可能引起噁心和嘔吐。大約六分之一可能導致嗜睡。一項後設分析發現，派醋甲酯與安慰劑相比，不良事件增加百分之五十五，但未危及生命。但厭食症增加了五倍，失眠症增加四倍。

◎接受興奮劑治療的兒童，一兩年內身高可能會出現預期的延遲約兩公分，但這些影響有時會隨著時間的推移而減弱，停止治療後就會恢復。從一份美國的病歷研究可知，超過三萬兩千名興奮劑治療的ADHD兒童與一萬一千名對照組相比，發現四年內的預期身高持續下降。另一項來自德國的研究，針對興奮劑是否能預測的個案身高較矮（即小於或等於全體人口的第三百分位數）。比對三千八百零六名未接受派醋甲酯治療的男孩與一百一十八名接受過治療的個案，結果發現派醋甲酯並未增加這種不良結果的機率。

◎一項使用丹麥的國家登記研究，追蹤了超過七十萬個案平均約十年的時間。八千三百位ADHD的興奮劑使用者，其發生心血管事件（主要是高血壓）約是控制組的兩倍多。但此類事件很罕見。

◎一項後設分析包含四萬三千多名兒童與青少年、五項研究，發現派醋甲酯和阿托莫西汀相比，其心臟不良反應並沒有顯著差異。另一項後設分析包含七百七十五名成人、三項研究，發現派醋甲酯和安慰劑相比，其心臟不良反應沒有顯著差異。

◎一項涵蓋所有年齡層的後設分析報告，派醋甲酯與更高的全因死亡風險（三項研究，超過一百四十萬人）、心臟病發作或中風（三項研究，超過五十萬人）無關。

◎一項在美國超過一百八十萬孕婦、在丹麥、芬蘭、瑞典、挪威、冰島超過兩百五十萬孕婦的世代研究報告，孕婦使用派醋甲酯（但不是安非他命），嬰孩心臟畸形的風險更高，從每千名嬰兒十二點九人增加到每千名十六點五人。另一項後設分析，包含四項研究、共三百萬婦女，發現胎兒在子宮內暴露派醋甲酯，與更高的心臟畸形風險相關。

◎一項後設分析檢查阿托莫西汀在兒童的安全性，並未發現易怒風險顯著增加。另外兩項，一項結合二十個、超過三千名參與者的研究，另一項結合了三十七個、超過三千八百名參與者的研究，發現青少年之所有原因導致停藥，風險並未增加。然而，另一項後設分析結合十二個、超過三千三百名成年人的研究，發現超過百分之四十之所有原因導致停藥，因此可做出：對於治療成人的ＡＤＨＤ，阿托莫西汀的風險效益分析很差。

◎一項根據香港的電子病歷資料庫，檢查超過兩萬五千名接受派醋甲酯治療的ＡＤＨＤ個案。在開始治療前的九十天內，其自殺企圖可能性為治療後六倍以上。持續治療後，自殺企圖的風險不再增加。

◎跟上一個相同的香港資料庫，個案服用和停用派醋甲酯期間，罹患精神病之風險並沒有差異。

◎一項瑞典登記研究，針對兩萬三千多名青少年與青壯年ADHD使用派醋甲酯治療，沒有發現任何證據證明精神病和派醋甲酯有關聯。開始派醋甲酯治療一年後，先前有精神病史的人中，精神病的發生率降低百分之三十六；沒有精神病史的人中降低百分之十八。

附錄G：「興奮劑濫用與轉移」之相關研究

◎針對一百零九項研究的系統回顧，得出的結論是非醫療使用興奮劑藥物是一個重要的公共衛生議題，尤其是大學生這個族群。大多數非醫療使用興奮劑藥物，只有輕微的醫療後果。但如果不是透過口服途徑給藥時，可能會出現不良的醫療後果，包含死亡（為什麼不是用吃的？因為他們是用吸的）。非醫療使用興奮劑藥物常見動機是為了學業與職業上的績效，但幾乎沒有證據顯示無ADHD的人透過非醫療使用在學業成績上可得到改善。

◎無ADHD的人使用非醫療之興奮劑藥物，通常與教育程度較低有關。一項美國前瞻性研究（註6-12），針對具有全國代表性的八千三百多名十八歲至三十五歲的高中生樣本。發現使用非醫療之興奮劑藥物者與未使用非醫療之興奮劑藥物者相比，獲得學士學位的可能性降低了百分之十七。

◎一項回顧性研究，比較了四百四十萬人服用ＡＤＨＤ藥物與六百一十萬人服用治療氣喘藥物。若從多家醫院獲得處方或在多家藥店購買藥物，這一類人與濫用、誤用、轉移有高度相關。如此「逛醫院」（doctor shopping）之行為，ＡＤＨＤ組發生的頻率是氣喘組的四倍。那些會把興奮劑藥物轉移出去的人，產生「逛醫院」的可能性是超過其他人的八倍。未將興奮劑藥物轉移出去的人，只有千分之四的可能性會有「逛醫院」的狀況。

目前台灣已經施行雲端藥歷，要用「逛醫院」的方式收集藥物，可說是難上加難。

◎一項美國研究，包含十二歲以上的四十四萬多名受訪者，發現終生「非醫療使用興奮劑藥物」比例為百分之三點四。另外，百分之九十五點三報告使用非法藥物，包含大麻、古柯鹼／快克、海洛因、迷幻藥物、吸入劑（註6-13）或非醫療使用另一種處方藥（包含鎮定劑、止痛藥或鎮靜劑），且此類使用先於「非醫療使用興奮劑藥物」占了百分之七十七點六。從此資料可知，多數人使用非法藥物的首選並非「非醫療使用興奮劑藥物」，且興奮劑藥物也非誘發因子。

◎一項研究確認了瑞典國家藥物分配數據，在二〇一〇至二〇一一年間，所有使用派醋甲酯藥物的五萬六千九百二十二名個案。根據配發的藥物來評估，四千三百零四名（百分之七點六）派醋甲酯使用者過度使用該藥物。與六歲至十二歲之族群相比，四十六至六十五歲之族群過度使用的頻率高出了十七倍。這一群濫用派醋甲酯藥物的人與先前就酗酒和濫用藥物存有高度相關。

◎針對美國毒物控制中心的來電研究顯示，「非醫療使用興奮劑藥物」之故意接觸，包含疑似自殺、藥物濫用、藥物誤用。以吸食或注射的方式進入加護病房時，進而造成死亡是很罕見的。

附錄H：「ADHD的非藥物療法」之相關研究

◎一項後設分析發現，對ＡＤＨＤ學齡前兒童家長的培訓，可讓父母報告的小孩ＡＤＨＤ症狀與行為規範問題中度減少。但透過獨立評估，ＡＤＨＤ症狀與行為規範問題並無顯著的效果。從獨立評估的報告得知，培訓之後的父母，較少出現消極養育（註6-14）。

◎對十九項認知行為療法（ＣＢＴ）研究、共八百九十六名成人ＡＤＨＤ參與者之後設分析可知，自我報告的ＡＤＨＤ症狀有中度改善。但若是只限定於兩項具有主動對照組和盲測者的研究，顯示只有很小的改善。另一項後設分析針對一百六十名個案的四項研究，與等待名單相比ＣＢＴ有大到中度的改善。另外針對一百九十一名個案的三項研究，與控制組相比ＣＢＴ帶來了小到中度的改進。

◎一個對兩千多名參與者的三十二項研究的後設分析，發現針對ＡＤＨＤ學齡前兒童的執行功能，認知訓練可造成小到中度的改善。

◎一項後設分析探討了冥想治療的有效性，發現在兒童、青少年、成人的ＡＤＨＤ症狀有中度減輕，但一半的研究沒有採用控制組。當刪除有等待名單的研究時，其結果為不顯著。以這樣的結果可知，以冥想為基礎的療法，對於ＡＤＨＤ症狀之減少在方法學上沒有可靠的證據。

◎一項後設分析發現，對ＡＤＨＤ之社交技巧訓練，並無法提高以教師觀點來評估個案的社交技能、一般行為、學校表現和成績。

◎一項後設分析針對十項研究、共八百九十三名青少年，顯示組織技巧訓練後，父母報告的注意力不集中症狀可中度減少。

◎針對五項隨機對照試驗（RCT）、共兩百六十三名參與者後設分析，神經回饋只能對注意力不集中症狀略有減少，但對於過動與全部症狀沒有顯著影響。評估方式是由盲測方式進行，評估者不知道所評的個案是控制組還是治療組。

◎歐洲ADHD指導方針小組發表了針對青少年認知訓練和神經回饋之後設分析。有主動對照的認知訓練研究報告，ADHD症狀沒有顯著減輕。但語言工作記憶有中度改善，而數學和閱讀學業成績沒有顯著影響。

◎一項後設分析發現，工作記憶訓練可導致語言工作記憶和視覺空間工作記憶短期改善。即使這種近遷移效應（註6-15）是持久的，但沒有令人信服的證據，且大多數的研究缺乏主動對照。

◎在三項後設分析中，Omega-3 脂肪酸補充劑對於ＡＤＨＤ的症狀，有小到中度的改善（十項研究有六百九十九名參與者，十六項研究有一千四百零八名參與者，七項研究有五百三十四名參與者）。而另一項後設分析，包含十八項研究和一千六百四十名參與者，則發現微小的改進（請注意，這裡原文是用tiny，可以說是極小的意思）。

◎一項後設分析發現沒有證據表明 Omega-3 脂肪酸補充劑有任何影響。針對兒童個案，以父母評分或老師評分的方式去了解ＡＤＨＤ症狀的變化，得知與ＡＤＨＤ相關的情緒不穩定症狀或對立反抗症狀皆無改善。

◎一項後設分析針對五個雙盲、交叉研究，共一百六十四位參與者，發現在兒童飲食中，限制合成食用色素，可小幅減少ＡＤＨＤ有關症狀。

◎一項後設分析針對十個研究，共三百位兒童，發現運動對ADHD相關症狀有中度減輕，但調整發表偏差（註6-16）後，就無顯著影響。另一項後設分析發現，運動對過動／衝動症狀、注意力不足症狀並無顯著影響。但運動可讓焦慮和憂鬱顯著減少。

◎一項全國性研究使用瑞典雙胞胎資料庫（註6-17），針對一萬八千名雙胞胎以網路調查的方式，了解注意力不足症狀、過動／衝動症狀與飲食習慣之間的關係，兩者都與不健康飲食習慣顯著關聯。所謂的不健康飲食習慣是指吃高糖食物、忽視水果和蔬菜、多吃肉和脂肪。但調整雙胞胎的親緣程度後，發現注意力不足之症狀仍然具有統計學意義，但過動／衝動症狀已減少到可以忽略不計的水準。不健康的飲食習慣和注意力不足的症狀有相關，但其相關性很小（註6-18），主要的影響來自添加高糖分的食物上。但過動／衝動症狀與不健康的飲食習慣相關較弱，與添加高糖分的食物在統計上甚至是微不足道的。

註6-1 史克美占（Smith, Kline & French）藥廠經過多次合併，最終於二〇〇〇年成為葛蘭素史克（GlaxoSmithKline，縮寫ＧＳＫ），目前為世界上第六大製藥公司，總部在英國倫敦。不過提到ＧＳＫ，近年幾乎就是醜聞的代名詞。二〇〇六年因為逃漏稅問題，最後同意支付美國國稅局三十一億美元罰款。二〇一二年美國司法部指控多項刑事罪名，包含未經批准使用藥物、不當推廣藥物、給予醫師大量回扣等問題，為此認罪並支付和解協議金三十億美元，此一金額為受罰藥廠中最大額度。這些不法手段不只發生在美國，其他在中國、義大利、英國皆發生類似事情。

註6-2 「輕微腦損傷」並不是專指ＡＤＨＤ，也包含學習障礙。「輕微腦損傷」以目前的專業角度來看，只能說不太精確，涵蓋多種疾病。但也不能說這樣角度有錯，因為ＡＤＨＤ與學習障礙確實有高度共病，許多ＡＤＨＤ的孩子都同時有學障的問題，只是有時候他的學障問題未被明確標示出來而已。

註6-3 Russell A. Barkley，羅素・巴克利為知名臨床心理學家，專研ＡＤＨＤ超過三十年，所寫的書《Taking Charge of ADHD: The Complete, Authoritative Guide for Parents》，中譯本為《過動兒父母完全指導手冊》，是ＡＤＨＤ領域長年暢銷、必讀之聖經，我推薦父母必看之書籍也都是推薦這一本。

註6-4 金雞納樹的樹皮、樹根可提煉出奎寧，可做為治療瘧疾之用。很久之前，金雞納樹被視為萬用藥，有「萬病之寶丹、百藥之君長」之美稱，幾乎可說是神藥了。不要講以前，前一

陣子新冠肺炎大流行時，就有一群人說奎寧有治療功效，著名的支持者還包括美國前總統川普。不過奎寧已經很確定對於新冠肺炎是無效的，科學研究上已經確認了。

註6-5　當然，這裡並不是說低度發展國家沒有ＡＤＨＤ，而是他們處於貧窮之中，財政上有極大的困難，可能連最基本的東西都無法調查。

註6-6　劑量反應關係（dose-rseponse relationship），也就是兩者有關係，並且形成劑量反應曲線，可以得知最低觀察反應劑量。但也要理解在某些劑量以上，所有化學物質都是有毒的；在某些劑量以下，化學物質不會出現任何效應。

註6-7　所謂的ＰＦＡＳ是指以氟為基礎的化合物，目前使用大約四千七百種，先前美國著名影星馬克魯法洛（Mark Ruffalo，最知名的角色為復仇者聯盟中的浩克）在二〇一九年主演的電影《黑水風暴》（Dark Waters），就是圍繞ＰＦＡＳ展開的故事，最後導致生產的杜邦公司判賠六億七千萬美元。

註6-8　Defined Daily Dose，簡稱ＤＤＤ，中文稱為定義每日劑量，其意義為七十公斤的成人，對主要適應症假定的每天平均維持劑量。需要注意的是，ＤＤＤ只是一個標準化的單位，並非實際處方建議用量。依據年齡、體重、體質，每個人的劑量也是不同的。ＤＤＤ只是為了估算耗用量，並不是實際的使用量，讀者千萬要理解。

註6-9　傘狀回顧，umbrella review，或可稱為評論綜述，評論中的評論。此回顧綜合多篇後設分析，最後才做出結論，一般視為最高等級的證據。根據此一結果，最後才會撰寫成臨床指

引，供第一線醫療人員參考使用。

註6-10 前面在介紹藥物的第一篇時我們有提過，安非他命類與緩釋胍法辛兩者在台灣未上市，台灣只有上市派醋甲酯類、阿托莫西汀、緩釋可樂定等三種。莫達非尼（modafinil）為覺醒促進劑，在台灣有上市，常用於猝睡症、輪班導致的睡眠障礙、睡眠呼吸中止症，也可用於治療ADHD。但對ADHD並不是第一線用藥。

註6-11 QT間隔延長，是指心電圖中QT波段在男性中延長四百五十毫秒，在女性中延長四百七十毫秒。可能會導致心律不整，或是心臟有不良反應。這是屬於藥物的不良反應，監管單位會要求一定要通報該事件，若是不良反應經常出現，可能會考慮下架該藥物。

註6-12 前瞻性研究（prospective study），研究開始時，治療未開始或結果未出現，要追蹤一段時間之後，才能知道結果。

註6-13 吸入劑包含多種化學物質，如丙酮、苯、甲苯等。常見的強力膠的主要成分為甲苯。而其他可能被當成吸入劑的有機溶劑，包含汽油、打火機油、修正液、油漆稀釋劑、噴霧劑、抗凍劑、油汙清除劑等。吸入劑吸食數次之後，使用者有興奮、幻覺及欣快感，也可能出現幻聽、幻視、妄想、時空扭曲，對於外界刺激會變得太過敏感，因而出現各種過於衝動之行為。副作用因為中樞神經被抑制，後續會伴隨噁心、嘔吐、眩暈、運動失調、頭昏眼花、說話不清、失去方向感等。

註6-14 所謂的消極養育是指採用忽略、負面、有傷害性的養育方式，如直接使用具傷害性的言

語、重複批判小孩而無任何教導、缺少尊重與信任、不停地斥責、缺少讚美、不斷地羞辱或貶低孩子等等。

註 6-15 所謂的近遷移效應（near-transfer effects），是指將已習得的知識或技能，在與原先學習類似情境下加以應用。相反的，遠遷移（far-transfer effects）是指將學到的東西，應用在新的情境之中，如將數學知識應用在物理或化學中，解決不同面向的問題。

註 6-16 所謂的發表偏差（publication bias），是指很多研究者只發表有顯著的研究，但沒有結果的就放在抽屜裡，不見天日。這樣當然不是研究的真實面貌，也會誤導整個科研大方向。目前許多國家的改善方法，是改為註冊式研究。讓一定規模的研究都登記在資料庫中，研究資料可透過申請而共享。越來越多期刊比較願意接受註冊式研究，因為這樣代表作假的可能性較低，即使是不顯著的結果都能發表，也可避免掉研究者因為不顯著就不發表的窘境。

註 6-17 瑞典雙胞胎資料庫（Swedish Twin Register），成立於一九六〇年代，是目前世界上最大的雙胞胎資料庫。截至二〇一九年，共有三十個研究使用該資料庫。此資料庫由瑞典卡羅琳醫學院（Karolinska Institutet）負責維護。卡羅琳醫學院為世界知名的醫學院之一，其學校有一個委員會，負責審查、頒發諾貝爾生理醫學獎。

註 6-18 這裡的相關從不超過r =0.10。相關係數低於零點一，代表只是微弱相關或無相關，這樣的結果如果要解釋需特別小心。

◎參考文獻

Russell A. B.（2023）。過動兒父母完全指導手冊（何善欣譯）。臺北市：遠流。（原著出版於1995年）

American Psychiatric Association: *Diagnostic and Statistical Manual of Mental Disorders, 5th edition.*（2013）. Arlington, VA., American Psychiatric Association.

Barkley, R.A., & Peters, H.（2012）. The earliest reference to adhd in the medical literature? Melchior Adam Weikard's description in 1775 of "attention deficit"（Mangel der Aufmerksamkeit, Attentio Volubilis）. *Journal of Attention Disorders*, Nov;16（8）:623-30. doi: 10.1177/1087054711432309. Epub 2012 Feb 8. PMID: 22323122.

Faraone, S.V., Banaschewski, T, Coghill, D., Zheng, Y, Biederman, J., Bellgrove, M. A. et al.（2021）. The World Federation of adhd International Consensus

Statement: 208 Evidence-based conclusions about the disorder. *Neuroscience & Biobehavioral Reviews*, 128:789–818. doi: 10.1016/j.neubiorev.2021.01.022. Epub 2021 Feb 4. PMID: 33549739; PMCID: PMC8328933.

First, M. B. （2014）. *DSM-5 Handbook of Differential Diagnosis*. Washington DC, American Psychiatric Publishing.

Howick, J., Chalmers, I., Glasziou, P., Greenhalgh, T., Heneghan, C., Liberati, A., Moschetti, I., Phillips, B., & Thornton, H. "The 2011 Oxford CEBM Levels of Evidence （Introductory Document）". Oxford Centre for Evidence-Based Medicine. https://www.cebm.ox.ac.uk/resources/levels-of-evidence/ocebm-levels-of-evidence

Robins, E., & Guze, S. B. （1970）. Establishment of diagnostic validity in psychiatric illness: Its application to schizophrenia. The American Journal of Psychiatry, 126（7）, 983–986. https://doi.org/10.1176/ajp.126.7.983

Schwarcz, J. （2022, June 21）. *Sniffing Benzedrine Inhalers.* https://www.mcgill.ca/oss/article/medical-health-and-nutrition/sniffing-benzedrine-inhalers

陪著ADHD的孩子一起成長

寫給過動兒父母的心理指南

作　　　者　林希陶
責 任 編 輯　呂增娣、錢嘉琪
校　　　對　林希陶、魏秋綢
封 面 設 計　劉旻旻
內 頁 設 計　家思設計工作室
副 總 編 輯　呂增娣
總　編　輯　周湘琦

董　事　長　趙政岷
出　版　者　時報文化出版企業股份有限公司
108019 台北市和平西路三段 240 號 2 樓
發 行 專 線　(02)2306-6842
讀者服務專線　0800-231-705 (02)2304-7103
讀者服務傳眞　(02)2304-6858
郵　　　撥　19344724 時報文化出版公司
信　　　箱　10899 臺北華江橋郵局第 99 信箱
時 報 悅 讀 網　http://www.readingtimes.com.tw
電子郵件信箱　books@readingtimes.com.tw
法 律 顧 問　理律法律事務所　陳長文律師、李念祖律師
印　　　刷　家佑印刷有限公司
初 版 一 刷　2024 年 09 月 13 日
初 版 二 刷　2024 年 10 月 28 日
定　　　價　新台幣 399 元

陪著 ADHD 的孩子一起成長：寫給過動兒父母的心理指南 / 林希陶著 . -- 初版 . -- 臺北市：時報文化出版企業股份有限公司 , 2024.09
256 面 ; 14.8×21 公分
ISBN 978-626-396-682-6（平裝）
1. CST：過動症　2. CST：注意力缺失　3. CST：特殊兒童心理學　4. CST：特殊兒童教育
415.9894　　113012137

Printed in Taiwai

時報文化出版公司成立於一九七五年，並於一九九九年股票上櫃公開發行，
於二〇〇八年脫離中時集團非屬旺中，以「尊重智慧與創意的文化事業」為信念。